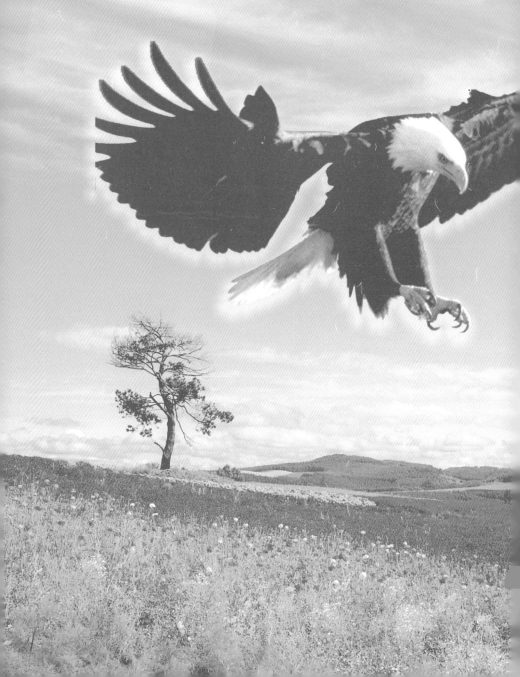

大展好書　好書大展
品嘗好書　冠群可期

大展好書　好書大展
品嘗好書　冠群可期

休閒保健叢書 26

針灸特效穴圖解

附VCD

余平波 編著

品冠文化出版社

內資乎精義於用意

乎精義於用意

分為良醫

興平波共勉

笈基題

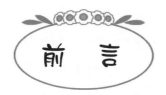

前　言

　　我在拙著《按摩特效穴圖解》的前言中說「我從小就和按摩有緣」，其實，我和針灸也特別有緣。

　　和按摩有緣，那是因為我從小就親身體驗到了按摩的效果。小時候，肚子常常會莫名其妙地痛起來，這時候爸爸就會用那雙大手揉揉我的肚子，真是神奇，沒揉幾下，肚子居然「聽話」似地安靜下來，後來我才知道這就是腹部按摩。以後凡有不適，總讓爸爸「修理」一番，而爸爸總能「手到病除」。

　　和針灸有緣，那是因為我從小就親眼看到了針灸的神奇效果。在我的印象中，我的家簡直就是醫院，牆上貼的是人體經絡掛圖，地上站的是人體經絡模型，桌上、抽屜裏擺滿了針灸包、酒精棉、大大小小的火罐、艾絨、艾條、灸架、灸盒，還有耳針模型、頭針模型等，書櫥、床頭、桌邊堆滿了大大小小的書，只記得書的封面上畫著長長的針，針上還冒著冉冉升起的煙霧。有的書上畫著各種各樣的「樹皮草根」，有的畫著人的腦袋、肚子和手腳。現在想來這

些就是針灸、按摩和中醫中藥書籍吧。我從小就生活在這樣的具有濃厚中醫學術氣氛的家庭中。

我記得家中常有患者慕名前來求診，爸爸常先用針灸解除他們的痛苦，然後「把脈」開方，有時針灸後還按摩一番。客廳裏常年煙霧繚繞，爸爸就在幾乎睜不開眼睛的煙霧中一遍又一遍地點燃艾炷，一次又一次地提針、捻針，神情貫注、旁若無人。

神奇的是，許多患者來時愁眉苦臉、唉聲歎氣，去時笑容滿面、連連稱謝。來時捧腹呻吟，須臾破涕爲笑，進門時彎腰屈背，回去時昂首挺胸。口眼喎斜針之即正，手腳麻木點刺即止，中風偏癱旬餘即可扶牆而行，陳年痼疾數日便有轉機……

記得我曾指著針問爸爸：「這裏面有藥嗎？」我真的是搞不懂，沒有藥怎麼會有這麼好的效果呢？至今想來還啞然失笑。

父親的「珍藏」中還有一瓶瓶的小「石頭」，後來才知道那是從患者膽囊中排出的膽結石。這麼多的結石，該使多少患者擺脫了痛苦?!

針灸的神奇效果，已經在我幼小的心靈深處埋下了探索的慾望和衝動。

隨著我一天一天的長大，我逐漸瞭解了針灸、按摩，同時一定要學好針灸、按摩以懸壺濟世、普救眾生的願望逐漸在心底裏生根發芽、積聚能量，我知道終有一天將會噴薄而出！

後來，有一次偶然翻閱父親的一本專著，從其《自序》中我才知道，原來我的太公余春榮也是一名中醫郎中，在浙江慈溪一帶還小有名氣哩。我這才明白，我喜歡針灸和按摩簡直到了癡迷的地步，原來是祖上傳下來的遺傳基因。

當然，受我父親的薰陶是最爲直接的。父親這一生與針灸爲伴，如癡如醉，潛心鑽研，且頗重實踐。自18歲到江西農村開始自學針灸，爲人扎針，竟然聲名鵲起，有方圓幾十里慕名求診者。6年後入中醫院校深造。10餘年後又北上京城，拜針灸大師、全國針灸學會秘書長田從豁先生爲師，技藝突飛猛進。調入上海工作後更是一發不可收拾，參加全國針灸學術交流20餘次，出版學術著作10餘部，至今仍持針應診，筆耕不輟。

父親十分重視穴位的定位準確和是否得氣，受其影響，我在定位上也下了狠工夫。其實自古以來，掌握穴位的定位就是針灸醫生最起碼的基本功。

宋代的針灸銅人就是供針灸醫生練習和檢驗基本功的教具。針灸銅人爲當時的翰林醫官王惟一所製造，分爲上、下兩節，中間纏著腰帶，十分巧妙地掩蓋了拼接的縫隙，體內雕有臟腑器官，銅人表面鏤有穴位。考試時以黃蠟封塗銅人外表的孔穴，再往髮髻中隱藏著的注水孔中注入清水。

如果取穴準確，針尖透過孔穴，蠟破水出，順利

過關。如果定位不準確，針尖抵住堅硬的銅質外殼而無法刺入，宣告失敗。

　　針灸醫生在銅人面前「人人平等」，「針入水出」是必須掌握的基本功，只有具備了這起碼的針刺技術，才能拿到「上崗證書」，允許其持針行醫。不知現在的針灸學子是否具備「針入水出」的過硬本領，是否都能拿到「上崗證書」呢？

　　要扎準穴位確實不容易，按我的體會，穴位的面積大的不過如綠豆，小的不比芝麻大多少，細細的針透過皮膚而能準確地命中穴位，沒有經過「千錘百煉」的功夫，談何容易？

　　中國歷來給予針灸極高的地位，針、灸和中藥是中醫最值得自豪的三大法寶。「一針二灸三藥」是古代的患者和醫生選擇治療方法的「基本程式」。也就是說，如果不慎染疾，往往先請教針灸醫生。針灸醫生根據當時的病情，決定是針、是灸，還是先針灸後中藥，或是針灸、中藥並用？

　　由於「一針二灸三藥」的看病基本程式，更多的是仰仗針灸醫生的高超技術，因此在客觀上要求針灸醫生要善於針刺、艾灸，而且還要精通中藥方劑，只有這樣，臨診時才能不被療法所束縛，不被療法所侷限，而能得心應手、左右逢源、妙手回春！事實上，古代名醫大多是針、灸不分，針灸、中藥並用的高手、全才，而「一針二灸三藥」的看病基本程式造就

了大批具有眞才實學的名醫。

由於針、灸並用，所以常並稱「針灸」。其實針是針，灸是灸，是兩種不同的治療方法。臨診時，「針」與「灸」密不可分，宜針則針，宜灸則灸，靈活應用，方能中的。一個好的醫生不應該重「針」輕「灸」，也不應該重「灸」輕「針」。我國唐代醫學家孫思邈就認爲，「若針而不灸，灸而不針，非良醫也」，言簡意賅，說明了針、灸優勢互補、不可偏頗是針灸醫生的基本素質。

孫思邈尤其提倡針、灸、藥並用，主張以「湯藥攻其內，針灸攻其外，則病無所逃矣」，因此他又說：「針灸而不藥，藥而不針灸，尤非良醫也。」一針見血地道出了針灸醫生要掌握多項治療方法的基本要求。

經過幾千年的實踐和發展，古老的「針灸」應用電腦技術，融入了鐳射、微波、超聲波、遠紅外、低周波、中低頻、高磁等現代高科技的研究成果，使「針灸」有了更加豐富的內容和廣闊的施展空間，這就要求針灸醫生除了掌握傳統的針灸技術，還要注重現代針灸技術的學習、運用、借鑒、總結和提高。

針灸是中國人的國寶，是世界人民的福音，針灸的研究任重而道遠。

我將永遠記住中國古代醫學家的這個好醫生的評判標準：「若針而不灸，灸而不針，非良醫也」、

「針灸而不藥，藥而不針灸，尤非良醫也」，並將此
作爲我的座右銘，畢生爲之而奮鬥！

余平波
於上海中醫醫院

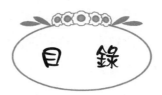

目　錄

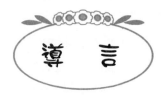

導言

　　針灸是人類最古老的醫療方法之一，因此現存最早的中醫典籍《素問‧八正神明論》中說：「法往古者，先知針經」，在清代外治宗師吳師機所著的《理瀹駢文》中也有「外治之法，針灸最古」的說法。

　　在拙著《按摩特效穴圖解》一書中，說到按摩是人類古老的醫療方法，雖然已無從考證按摩究竟起源於哪個年代，但是因為按摩是人們在勞動生產過程中不慎受到外傷或生病時，偶然發現按摩某個部位能夠減輕疼痛而長期積累逐漸形成的，因此可以說，有了人類也就有了按摩。

　　那麼，針灸早於按摩還是晚於按摩？或者說，針灸究竟起源於何時呢？查閱古籍，《山海經》中「有石如玉，可以為針」的說法，大概是目前可以看到的關於石針的最早記載。可知早在新石器時代，人們就將這種石針作為針刺的工具來治療疾病了。

　　扁鵲治虢太子「屍厥」針「三陽五會」而「起死回生」的奇跡，更是流傳至今而家喻戶曉。「三陽五會」者，百會穴也！西漢初年的韓嬰與其後的司馬遷，都在他們的著作中記載並且高度讚揚了扁鵲「能生死人」的高超的針灸技術。

　　據專家考證，針灸的起源也是出於偶然。人們在勞動

和生產實踐中，身體不慎被堅硬的物體碰撞，出人意料的是原先的疼痛減輕或消失了。後來人們就有意識地用尖利的石塊來刺這些部位，竟然也收到同樣的效果。

到了新石器時代，隨著石塊磨製技術的提高，人們已經能夠製作出專門的針刺工具——砭石，有鋒的又稱為「針石」，有刃的又稱為「鑱石」。考古發現的砭石呈各種形狀，有劍形、刀形、針形等，多數出於新石器時代到春秋戰國時期。

今天人們使用的不銹鋼針灸針，就是在古代砭石、石針、骨針、竹針等原始針具的基礎上，歷經銅針、金針、銀針等不同階段，不斷發展而來的。至今人們不是還將針灸稱為「扎金針」、「扎銀針」嗎？

其實，嚴格地講，針是針，灸是灸，不用艾絨燒灼的只能稱為針刺。「灸」的發明，據推測是原始人在烤火取暖、煮食或篝火防獸時，有時可能會被迸出的火星燒灼燙傷皮膚，但同時又驚奇地發現，原先的某些病痛卻突然消失了。

後來人們就有意識地用點燃的物體來燒灼身體的某些部位，也收到同樣的效果。再後來，隨著灸治經驗的不斷積累，人們找到了最理想的灸治原料——艾絨，用艾葉曬乾、搗碎、除去雜質，即可應用，不僅熱力溫和、燃燒持久且氣味芳香，還有很好的通經活絡作用。幾千年來，中華民族用針灸治病防病，艾絨建立了不可磨滅的功勳。

「針」與「灸」雖然同屬於外治之法，但其作用並不盡相同。在《素問・調經論》中揭示了針法、灸法應用的原則：「絡滿經虛，灸陰刺陽；經滿絡虛，刺陰灸陽。」

　　針法與灸法各有不同的「特長」，針之有效，不一定灸之有效，而灸之有效，不一定針之有效。正如《靈樞‧官針篇》所說的：「針所不爲，灸之所宜。」十分明確地道出了灸法具有針法無法實現的療效。客觀地說，各有所長。

　　一般來講，寒證適宜於灸法，叫做「以熱攻寒」；虛證也適合灸法，叫做「溫則補之」。無論是選擇針法還是灸法，即使在一個穴位上，也可以針灸並用，先針後灸。典型的針法就是「溫針灸」。

　　灸法在春秋戰國時期已頗爲盛行，考古學家在甲骨文中發現了商周時應用灸法治病的記載。最早提及灸法的文字記載見於《左傳》，詳細記載了西元前518年，晉景公有病，請秦國的醫緩前來診治，醫緩診後說：「疾不可爲也，病在肓之上，膏之下，攻之不可，達之不及，藥不治焉。」這裏的「攻之不可」的「攻」，指的就是艾灸，而「達之不及」的「達」指的是針刺。

　　唐代名醫孫思邈的話更是一針見血：「針而不灸，灸而不針，皆非良醫也。」可見自古名醫既不偏針，也不偏灸，而是針灸並用，該針的時候針，該灸的時候灸，靈活運用，協同互補。

　　明代龔居中在《痰火點雪》中說：「灸法去病之功難以枚舉，凡虛實寒熱，輕重遠近，無往不宜」，所謂「火有拔山力，灸有回死功」。從古人「一灸二針三吃藥」的治病習慣，也可看出灸法應用的深入人心。

　　艾灸還被用來強身健體、益壽延年。民諺說「家有艾火不求醫」，因此又有「知艾者福，善灸者壽」、「保命

之法，灸法第一」的說法。

灸法名稱甚多，僅本書所涉及到的就有：針刺穴位得氣後，在針柄上捏上艾絨灸之，名爲「溫針灸」。在穴位上覆蓋生薑片，上置艾炷灸之，名爲「隔薑灸」。手持艾條懸空在穴位上方灸之，名爲「懸灸」。將點燃的艾條對準施灸部位，一下一下作「俯衝」狀，就像麻雀啄食一樣，名爲「雀啄灸」。

大面積如腰骶部、腹部等部位，用灸盒灸之，名爲「盒灸」。火柴灸是「燈火灸」、「燈草灸」（民間稱爲「搭燈火」）的變法，因燈草難覓而火柴易尋，且操作時火柴也較燈草易持，故火柴灸「應運而生」。

指灸法比較特別，是適合2歲以內嬰幼兒的特殊的灸法。使用時先用點燃的艾條灸自己的大拇指內側，溫度越高越好，到實在不能忍受時，將大拇指內側快速按壓在患兒的百會穴上進行灸治，動作越快越好。這是針灸醫生在長期針灸實踐中創造的一種灸法，既實現了灸法的效果，又避免了灸法對嬰幼兒嬌嫩肌膚的損傷。

針灸以其獨特的魅力廣泛傳播，唐代時中國針灸就已傳播到日本、朝鮮、印度、阿拉伯等國家和地區，並在他國繁衍出一些具有異域特色的針灸醫學。到目前爲止，針灸已經傳播到世界140多個國家和地區，成爲保障全人類生命健康的自然療法。

「針」、「灸」的理論依據與按摩相同，都是以經絡學說和辨證論治的整體觀念爲指導思想，作用的部位都是經絡與穴位，但針刺和艾灸各具專長，針刺代替不了艾灸，艾灸也代替不了針刺。

經過幾千年的實踐和發展，針灸能治療的疾病越來越多，據針灸界學術權威的統計，已經達到230餘種。針灸療法的內容，僅本書所涉及到的就有放血、火針、拔罐、溫針灸、灸盒灸、火柴灸等，比較特殊的針刺手法涉及到雙針並刺、雞爪刺、搓針、透刺等。

放血療法也稱為「刺血療法」，又叫「刺絡療法」，其發展可謂源遠流長。《黃帝內經》中所載古代「九針」中的「鋒針」就是放血療法的特製工具。全書162篇中，40多篇論述了放血的針法、取穴、禁忌證等。

現代研究表明，放血療法直接把富含致痛物質的血液放出，同時形成負壓促使新鮮血液向病灶流動，稀釋了致病物質的濃度，改善了局部微循環障礙狀態。也可能由影響血流剪應力而調節內皮細胞，引起複雜的生理病理效應。還可刺激血管平滑肌上的自主神經，引起細胞複雜的信號轉導變化，產生細胞內、細胞間、血管局部和整體的調節反應。

刺法隨部位不同而不同，四肢末梢一般用三棱針快速點刺，頭面、四肢一般用三棱針慢慢地刺入淺靜脈血管中，並慢慢地退出，稱為「緩刺」。出血量應視病情及患者體質而定，據記載有「出血如大豆」、有「微出血」，也有「出血盈斗」者。一般而言，體質強者，出血量宜多，體質弱者，出血量宜少。

我在臨診中觀察到，出血量大一些，效果顯著。刺血前先在刺血部位揉之、捏之，使之充血，刺後出血量較多一些。如刺後立即用手擠之，捋之，或加拔火罐，都能使出血較為暢快。

如遇出血十分暢快者，不必驚慌，可任血自流，當血色由黑轉紅，血出自止。我曾遇一腰痛患者，捫及腰間有一隆起，如鴿卵大，用三棱針刺之，血噴湧如柱，初色黑如漆，後漸轉紅而血漸止。數年腰痛竟霍然而癒。

中醫有個治療原則叫做「寒者熱之」，治療方法是「以熱攻寒」，於是火針便由此而生，成為「以熱攻寒」的典範。火針古代稱為「燒針」，最早見於《千金要方》，當時就已經有了專門用於火針的針刺工具。

據考證，《靈樞・九針十二原》中所載的「大針」，就是火針的雛形。春秋戰國時期，火針被稱為「燔針」。燔，焚燒的意思。

火針多用於痹證、瘰癧、癰腫、膿瘍未潰、疣、痣、息肉、頑癬、肌肉麻木等症。使用時眼見通紅的針體快速刺入人體，並發出刺鼻的焦味，令許多患者發慌，其實由於針體附近的組織迅速被燒結，所以並沒有想像中那麼疼痛和可怕。

火針的操作要點3個字：紅、準、快。

「紅」指針要燒紅，針體通紅則祛疾徹底、取效迅速、穿透皮膚時阻力小而痛苦少，所以古人有「燈上燒，令通紅，用方有功。若不紅，不能去病，反損於人」之告誡（《針灸大成》）。

但火針點刺畢竟對穴位組織有所損傷，需要一段時間得以修復，所以一般得等7～10天後才可在原穴位再次使用火針。如病情需要連續治療，則可選用其他穴位或鄰近穴位。

「準」是取得療效的基礎，可事先定好穴位，用指甲

招一「十」字壓痕做記號，針刺時就能準確無誤了。

「快」是火針成功與否的關鍵。針燒至通紅時，應十分迅速地將針刺入穴位，並敏捷地將針拔出，這一過程大約只需要1/10秒。慢則針體退紅，不僅無益，還有傷人之虞，這就需要在實踐中不斷地積累操作技巧，不斷地增強指力和腕力，水到渠成而已。

火針後一般不需要特殊處理，針孔發炎的機率極小，因爲燒紅針體本身就是最徹底的消毒，所以針後只需用棉球按壓針孔即可。

針後當天，針孔可能發紅，或針孔有小紅點高出皮膚，抑或有些患者皮膚發癢，這是對火針的正常反應，不必擔憂，數天後就會自行消失。只是火針治療後當天最好不要洗澡，以免污水進入針孔而發炎。

《針灸大成》中告誡說：「人身諸處，皆可行火針，惟面上忌之。」現代在面部應用火針已不屬禁忌，比如用火針治療雀斑、痣和扁平疣等，效果非常顯著，只是在選擇火針的類型上，選用平頭火針，且刺時動作要快一些，刺入的深度不宜過深，就會是安全的。

拔火罐也是中醫常用的療法，歷史悠久，至少也有幾千年了。由於火罐容易操作，效果立竿見影，很快在民間普及開來。隨著火罐的普遍應用，人們總結出了火罐的多種拔法以及相適應的疾病。

比如病變範圍較小或有明確的壓痛點，用單個火罐拔在病變部位或相關穴位上。如病變範圍較大，可按病變部位，吸拔數個乃至十數個火罐。如背、腰肌勞損，火罐從頸部的華佗夾脊穴一直拔到腰際的華佗夾脊穴，效果十分

滿意。又如某一肌束勞損時可按肌束的位置成行排列吸拔多個火罐，稱爲「排罐法」。

火罐拔上後，立即起下，又迅速拔上，如此反覆吸拔多次，以皮膚潮紅爲度，稱爲「閃罐」，多用於局部皮膚麻木或機能減退的虛證病例。

在面積較大、肌肉豐富的部位，如腰背、大腿等部位，拔上火罐後，用手握住火罐，稍用力前推，使火罐慢慢向前移動，如此上下或左右來回推拉移動數次，以皮膚潮紅爲度，稱爲「走罐」。拔火罐前，在罐口塗一些潤滑油（麻油、菜油皆可），走罐時將會更加順暢。適宜於大面積的肌肉疲勞、酸痛。

也有先針刺，得氣後留針，再以針刺處爲中心，拔上火罐，稱爲「針罐」。如果與藥罐結合，稱爲「針藥罐」，多用於風濕病。

刺血（絡）拔罐法應用最爲普遍，一般先用三棱針（也可用七星針、粗毫針、小眉刀、滾刺筒等）點刺出血，然後拔上火罐，可以加強刺血法的效果。適用於各種急、慢性軟組織損傷、神經衰弱、胃腸神經官能症等。如神經性皮炎、皮膚瘙癢、丹毒等部位表淺，但範圍較大的疾病，則選擇七星針在皮損範圍內反覆叩打，使之潮紅或微微出血，再迅速拔上火罐。如皮損範圍大，可同時拔上數個火罐。

初學者拔火罐，火焰容易燒著罐口，有一經驗可供借鑒。拔罐前事先在火罐口塗一些清水，即可預防燙傷。因爲潮濕的罐口不至於突然升溫。

不過要記住，如果是寒冷的冬天，應用溫水，以免罐

口溫度過低,引起患者不適。

拔罐時間過長容易引起水疱,會造成患者恐慌和局部脹痛,應儘量避免。一般不超過10分鐘是安全的,如火罐大,吸力強,應適當減少拔罐時間。如火罐小,吸力弱,可適當延長拔罐時間到15分鐘左右。

綜上所述,針灸的方法很多,但以針刺手法為其根本。而針刺手法則以得氣與否為其關鍵,如能使針感到達病變部位則最為理想。正如《黃帝內經》所言:「氣至病所,氣至有效,效如桴鼓。」

「氣至病所」,說明經氣通暢,病灶部位的氣血調和,並由經脈、氣血的通暢,調動人體內在的調整功能,使相應的臟腑器官、四肢百骸功能得到平衡協調,從而消除病痛。「效如桴鼓」則是「氣至病所」的必然結果。

俗話說,「人爭一口氣」,這「氣」也就是人體的元氣。所謂氣至就是得氣,是穴位受到刺激後人體的元氣所產生的反應,所以,人體的元氣充足,得氣就快、就強,人體的元氣虛弱,得氣就慢、就弱。正因為從針刺得氣的情況可以看出人體元氣的虛實狀況,所以針刺得氣的情況也可以判斷出疾病的預後。《針灸大成》中有這樣的說法:「針若得氣速,則病易痊而效亦速也;若氣來遲,則病難癒而有不治之憂。」

一般而論,針後得氣迅速,多為正氣充沛、經氣旺盛的表現。正氣足,機體反應敏捷,取效相應也快,疾病易癒。若針後經氣遲遲不至者,多因正氣虛損、經氣衰弱的表現。正氣虛,機體反應遲緩,收效則相對緩慢,疾病纏綿難癒。若經反覆施用各種行針候氣、催氣手法後,經氣

仍不至者，多屬正氣衰竭，預後每多不良。

臨床常可見到，初診時針刺得氣較遲或不得氣者，經過針灸等方法治療後，逐漸出現得氣較速或有氣至現象，說明機體正氣漸復，疾病向癒。

得氣，對於患者來說，是針刺後感覺酸、痛、脹、麻、重、熱、涼、癢、觸電樣以及肌膚跳動、震顫、蟻行等感覺。

四肢等肌肉豐富處多為酸麻脹重感，容易出現觸電感、上下傳導或向遠端放散。四肢末端、頭部多為痛感，腹部多為沉重感，腰、背多為酸脹感。

針灸醫生必須培養指下的感覺，有經驗的針灸醫生在針灸時不必問患者的感覺，也能知道針刺是不是得氣，因為如果沒有得氣，醫生感到針下空鬆、虛滑，而一旦得氣，針下會出現沉、緊、澀的感覺。《標幽賦》中形容得氣十分生動：「氣之至也，如魚吞鉤餌之浮沉；氣未至也，如閑處幽堂之深邃。」

臨床針治危重患者，常遇針下之感如針插豆腐者，為「不祥」之兆，提示陰陽衰竭、氣血虛弱，預後不佳，恐有變故。《終始》認為，此種狀況不宜針刺，因為「陰陽俱不足，補陽則陰竭，瀉陰則陽脫，如是者可將以甘藥」。「甘藥」，甘溫補益之藥。虛至極點，當以固氣斂陰為要，以防陰陽離絕而生變故。針刺「耗氣」，故而不宜；甘溫補益，終為穩妥。

得氣還與氣候有一定的關係，比如晴天比陰天容易得氣，氣候溫暖時較氣候寒冷時容易得氣。除氣候的陰晴、冷暖之外，空氣、光線、濕度、海拔高度、電磁、音響、

氣味等，都會對針刺得氣產生直接或間接的影響。

要促使得氣，首先要定位準確，在定位準確的基礎上，掌握好不同穴位的針刺角度、方向、深度和強度，就不愁不得氣。但是如果穴位的定位偏移，不能「針入水出」，勢必會使得氣感不強或無法得氣。

如果偏移較少，可將針體緩慢退出至皮下，調整角度後再次刺入，往往能獲得滿意的得氣感。如果偏移過大，只能拔出，重新定位，重新針刺。

針後不「得氣」，而觀察定位並沒有偏差，針刺角度、深度也正確，可留針「靜觀其變」。正如《針灸大成》所說：「用針之法，以候氣為先。」留針期間採用間歇運針，施以提插、捻轉等手法，能促使經氣早至。

對於不易得氣者，古有催氣之法。「氣不至者，以手循攝，以爪切掐，以針搖動，進捻搓彈，以待氣至。」（《金針賦》）「以手循攝」是說用手指循按、攝掐所針穴位周圍以及該經脈的循行路線。「以爪切掐」是說用指甲用力下按，以及採取搖、進、捻、搓、彈等運針手法，能促使得氣感的到來。

艾灸具有養生保健作用的強壯穴，如足三里、氣海、關元等穴位，也有促使經氣來至的作用。這種催氣之法尤其適宜於長期臥床、體質極其虛弱的患者，不僅能使針刺容易得氣，還有益於元氣的恢復。在需要針灸的穴位上行「溫針灸法」（即針刺後在針柄上捏上艾絨或插上艾條段進行灸治），也有促使針刺得氣的效果。

進針前用左手拇指指端按壓欲針的穴位，能「引導」經氣來至。臨床實踐證明，在定穴及進針、候氣、催氣、

得氣、補瀉、出針等整個行針過程中，如能充分運用雙手的協同配合，可以探明穴位的所在，促使經氣的聚散，以及感知穴位處的皮肉筋脈骨分佈和氣血循行等情況，減輕或免除進出針時的不適感，穩定腧穴部位和針身以便各種手法的施行等。所以雙手行針法爲後世針灸家廣泛應用。

針灸時醫生要全神貫注，專心致志，細心體驗針下的感覺，觀察患者的反應，患者也要心定神凝、積極樂觀、主動配合。古代醫學家將此過程稱爲「治神」。如《針解》所說：「必正其神者，欲瞻病人目治其神，令氣易行也。」如果患者能配合醫生，用意念去調動真氣，就更容易得氣，甚至使真氣到達病所而使疾病速癒。

《終始》中載有具體的做法：「深居靜處，閉戶塞牖，專意一神，毋聞人聲，以收其精，必以其神，令志在針，以移其神，氣至乃休。」

針灸時偶爾有患者出現頭暈、面色發白、噁心、頭冒虛汗、心慌心跳等症狀，這是暈針的現象。最常見的原因是患者對針灸的恐懼、對疼痛的耐受性較差，稍稍重一點的刺激就會發生暈針。還有空腹時針灸，也極其容易暈針。

曾遇頭暈多年患者，爲針風池、百會，針甫入，即訴泛惡欲吐，未及取針，則面色蒼白、神識模糊、呼之不應。須臾，患者長歎一口氣，翻身而起，說：「好了，好了，頭不暈了，從來沒有這麼舒服過。」

從此遇到暈針，不再慌張。後來查詢古籍，清代中醫李守先所著《針灸易學》中寫道：「暈針者，必獲大效，以血氣交泰之故。俗云針不傷人，此之謂也。」若非閱歷

無數，臨床經驗豐富，如何能有如此的真知灼見！

一般而言，不光患者害怕暈針，就是醫生看見暈針也會慌了手腳。因此，針灸書上有介紹說，「救治暈針，扎人中或足三里」。更有醫生介紹經驗，如扎下部穴位而暈針，扎人中，如扎上部穴位而暈針，扎足三里。

其實，遇到暈針不必驚慌，只需讓患者平躺，不放枕頭，腳部墊高，利於血液回流，改善腦部供血。一般數分鐘內就會自然回過神來，不必急於救治。

患者不願針灸，害怕進針時皮膚疼痛是個重要原因。我在進針時，採用「咳嗽進針法」，可以達到基本無痛。我先用左手拇指指端按揉、探尋欲針的穴位，右手持針，在準備刺入的一刹那，囑患者「咳嗽一聲」，咳聲未落，針已刺入，患者根本「來不及」緊張，驚奇之餘，也就消除了怕針的恐懼心理。

古代針灸醫生採用的針灸方法很多，所用的穴位卻非常少，講究「專病還用專穴醫」。

東漢以前，針灸用穴很少，基本上是「以痛爲輸」。而後《黃帝內經》問世，書中記載了400餘首針灸處方，大都僅用1～2穴。漢代張仲景被譽爲中醫鼻祖，針灸也多取一穴，《針灸甲乙經》中所載也多爲一病一穴。

歷代名醫中，取一穴而「立起沉疴」的案例數不勝數。如唐代秦鳴鶴刺百會穴出血治癒高宗頭痛，宋代王執中僅用足三里一穴治癒其母腳腫，明代工肯堂刺足跟出血治癒凍瘡，清代郭右陶定全身十大部位爲刮痧、刺絡之處，每取一二有效等，被歷代醫籍收錄而流傳至今。

現代針刺麻醉的研究也經歷了「刪繁就簡」的過程。

曾有報導，研究之先取穴80餘個，穴位繁多但效果卻不甚理想，後經反覆篩選，最後僅用內關一穴，麻醉效果卻出人意料地得到加強。

有學者曾統計古今針灸典籍，得出十四經361穴中最常用的僅有30餘穴，體現了寧少勿多，寧精勿濫的用穴原則。

中國古代醫學家採用單穴針灸的歷史源遠流長，其簡便性、實用性、高效性為歷代醫家所重視，被概括地總結在針灸歌賦中。針灸歌賦最早出現於金元時期，盛行於明、清兩代，是歷代針灸學家智慧的結晶，至今仍是重要的針灸文獻。歌賦中大都單穴獨用而能立起沉疴，堪稱用穴精當的典範，因此我們只要瀏覽一下歷代的針灸歌賦，即可見一斑而窺全貌。

如《扁鵲玉龍歌》的「咳嗽須針肺俞穴，痰多宜向豐隆尋……無汗傷寒瀉復溜、汗多宜將合谷收。」《百症賦》的「面上蟲行有驗，迎香可取；耳中蟬噪有聲，聽會堪攻。」《標幽賦》的「心脹咽痛，針太衝而必除；脾冷胃疼，瀉公孫而立癒。」《勝玉歌》的「筋疼閉結支溝穴，頷腫喉閉少商前……兩股轉筋承山刺，腳氣復溜不須疑。」《天元太乙歌》的「耳內蟬鳴腰欲折，膝下分明三里穴……牙風頭痛孰能調，二間妙穴莫能逃。」《四總穴歌》的「肚腹三里留，腰背委中求。頭項尋列缺，面口合谷收。」《雜病穴法歌》的「口舌生瘡舌下竅，三棱刺血非粗鹵。」《靈光賦》的「偏正頭痛瀉列缺……五般腰痛委中安。」《通玄指要賦》的「風傷項急，始求於風府……四肢之懈惰，憑照海以消除。」《席弘賦》的「氣痛

兩乳求太淵，未應之時瀉列缺。」

在「特效穴」中，奇穴應占一席之地。因為奇穴因療效而稱奇，是經穴的補充和發展。例如：印堂治驚風、太陽治頭痛、四神聰治頭暈、膽囊治膽疾、定喘治氣喘、百勞治咳嗽、腰奇治癲癇、鶴頂治膝冷、十宣治驚厥、膝眼治膝關節痛、四縫治疳積、華佗夾脊治內臟疾病等，臨證都「效堪稱奇」。

有道是「藥有藥性，穴有穴性」，當某穴對某病顯示出特別明顯的效果，經過反覆驗證之後，這個穴位就被公認為是某病的特效穴。

除了那些有明確定位的特效穴之外，人體上還有許多未能確定部位的特效穴，這些特效穴就是醫學上所說的反應點，一般具有以下特點：

① 感覺特別強烈，輕輕按壓或觸碰，即出現明顯的甚至難以忍受的疼痛、酸脹、麻木等感覺。

② 局部鬆弛、凹陷、脫屑、潮紅等異常現象。

③ 皮下可捫到結節狀或條索狀物。結節狀物一般多為米粒大棱形，也有圓形、橢圓形、扁平形、串珠狀等。條索狀物一般長2～3公分，寬約0.15～0.3公分之間，按之如觸鼻尖樣感覺，軟硬程度稍有差異。

以上特點有時單獨出現，有時可出現在全身多個部位，找到這樣的反應點之後，用針刺之或用艾灸之，常能切中肯綮，如鼓應桴。因此臨診時如能仔細觸摸、耐心探尋到這些沒有固定部位的特效穴，就成為治療成功的關鍵。

因限於篇幅，本書中這樣的特效穴選用很少，因為這

需要臨診時仔細尋找，並無固定部位。如果臨診時能找到這樣的反應點，應該將此反應點作為首選特效穴，十有八九會給您一個驚喜！

或曰：常遇患相同疾病，針灸相同穴位，效果卻大不相同，何也？病有輕、重、緩、急之分，人有男、女、老、幼之差，體質有強壯、羸弱之異，氣候有寒涼、溫燥之別耳。因此，所謂特效穴無非就是有效率相對較高而已。嚴格地說，世上根本就沒有百分之百的特效穴。效與不效，全在於善用。

除了以上所說的一種疾病由於不同的「證型」可以選用多個特效穴，一個穴對多種疾病都具有特效的穴位也比比皆是。比如內關穴，不僅對於心絞痛具有特效，對於嘔吐、心動過速、心動過緩等也堪當首選。本書為了避免重複，只能「忍痛割愛」。

古人云「用藥如用兵」，用之得當則旗開得勝。其實用穴也如用兵，用之得當則馬到成功。有道是「兵不在多在於勇，穴不在多在於精」。用之不當，再多罔效，用之得當，一穴足矣！

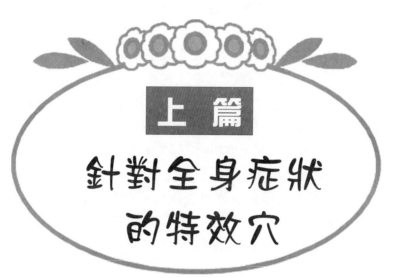

上 篇

針對全身症狀的特效穴

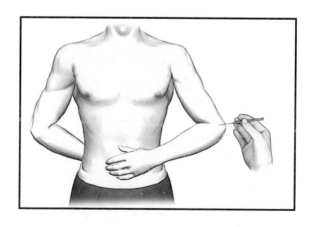

1. 發熱特效穴——曲池穴

發熱是一種症狀，很多疾病都可以引起發熱。發熱是因為細菌、病毒等病原體侵犯人體後，人體的免疫系統迅速作出反應，體內白細胞迅速而大量地增加以儘快地吞噬掉入侵的病原體，由此耗氧增加而引起體溫升高。

一般認為，口腔溫度超過37.3℃，腋下溫度超過37℃，直腸溫度超過37.6℃，可認為是發熱。

據研究，人體最高的耐受溫度為40.6～41.4℃，直腸溫度持續升高超過41℃，可引起永久性的腦損傷；高熱持續在42℃以上2～4小時常導致休克，體溫高達43℃則很少存活。

【標準定位】在肘橫紋外側端，屈肘，當尺澤與肱骨外上髁連線中點。

【針灸方法】屈肘，用2寸毫針對準曲池穴方向直刺，得氣後留針20分鐘左右。

【經驗之談】曲池穴位退熱十分安全，無任何副作用。尤其對感受風寒之後的發燒有確切的退熱效果。

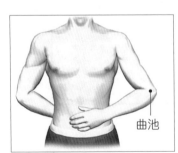

曲池

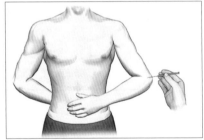

記得我曾因扁桃體發炎而高燒，當時渾身滾燙，無力按摩，便針刺雙手曲池穴，之後昏昏睡去，竟一覺睡到天亮，醒來後熱退身涼、神清氣爽。後查古代醫籍，其實曲池穴退熱的特性早有記載。如《難經》記載「主泄熱氣」。《針灸甲乙經》記載「傷寒餘熱不盡，曲池主之」，「身熱，驚狂，臂痿痺重，曲池主之」等。此後凡遇發熱患者求診，必針曲池，每每獲效。

2. 咽痛特效穴——點刺出血少商穴

咽痛主要是咽部疾病所引起的。由於咽部黏膜有豐富的神經與血管，任何因素一旦刺激咽部，即可引起神經末梢的痛覺反應而產生咽痛。咽痛的感覺主要來自舌咽神經。

引起咽痛的疾病很多，最為常見的是急性咽炎和急性扁桃體炎。平時人體的咽喉部雖然寄生著許多不同種類的細菌群，但是「相安無事」。一旦人體的抵抗力下降，或是受涼、過度疲勞、菸酒過度，或是進食過冷、過熱等刺激性食物以及吸入油煙、化學氣體等刺激性氣體，使咽部受損，這些病菌就趁機「興風作浪」而引發咽痛。

兒童的扁桃體特別容易發炎而引起咽痛，所以凡兒童咽痛，要特別注意檢查扁桃體是否發炎，是否有膿腫？

一旦出現咽痛，立即點刺少商穴出血，常立竿見影，血出痛止。

【標準定位】在拇指橈側，去指甲角0.1寸處。

【針灸方法】用三棱針對準穴位快速點刺，擠出血液

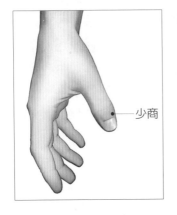

少商

3～5滴即可。

【經驗之談】少商穴爲手太陰肺經的井穴，是歷代醫家公認的治療咽喉疾患的特效穴。早在《十四經要穴主治歌》中就有記載：「少商唯針雙蛾痹，血出喉開功最奇。」

《黃帝內經》又稱：火鬱發之，發謂發汗，然咽喉中豈能發汗，故出血者乃發汗之一端也。張氏又有「出血之與發汗，名雖異而實同」。故喉痹採用針刺腫痛處或少商出血即癒。

不過需要注意的是，在點刺放血操作的過程中，必須注意無菌操作，以防感染。並且動作要輕柔、快速，勿要過深，放血不宜過多，有出血傾向的患者，禁用此法。

在治療的同時，還應囑患者忌食刺激性食物，用生理鹽水漱口，亦可選用六神丸，含服，每次 10 粒，每日 3 次，可縮短治療過程。

3. 咳嗽特效穴——列缺穴

咳嗽是人體的一種保護性呼吸反射動作。當氣管發炎，受到炎症引起的痰液或過敏性因素等刺激時，就會發生咳嗽。

雖然說咳嗽有助於排除痰液，有利於消除刺激呼吸道的因素，但是咳嗽不僅會把氣管病變擴散到鄰近的小支氣管，使病情加重，而且持久、劇烈的咳嗽十分消耗體力。

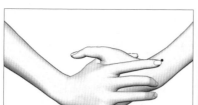 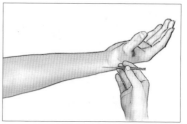

【標準定位】在前臂橈側緣，橈骨莖突上方，腕橫紋上1.5寸處。當肱橈肌與拇長展肌腱之間。取穴時兩手虎口自然交叉，一手食指按在另一手的橈骨莖突上，當食指尖到達之凹陷處取穴。

【針灸方法】用1寸毫針向肘部方向斜向刺入，針尖到達凹陷深處，得氣後再捻轉90°後留針30分鐘。

【經驗之談】列缺穴治療咳嗽效果顯著。從列缺穴的命名也可看出一些端倪。列，通「裂」；缺，指雲的縫隙。閃電從雲中決裂而出，故稱「列缺」。唐‧李白《夢遊天姥吟留別》有「列缺霹靂，丘巒崩摧」之句。《漢書‧揚雄傳上》載「辟靂列缺，吐火施鞭。」該穴以「列缺」命名，可見其效迅速。據余之體驗，其名不虛。曾治馬橋一位鄉村醫生，患咳嗽8年，纏綿不癒，乾咳頻頻，即刺列缺，針入即止，效如其名。

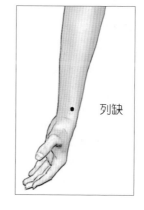

列缺

列缺又為「八脈交會穴」而通任脈，因此對多種疾病都有不錯的療效，如痔疾、痢疾、瘧疾、咳嗽、吐血、牙痛、咽腫、小便不利、腰痛等，可作臨診參考。

4. 咯血特效穴——孔最穴

喉以下呼吸道任何部位的出血，經喉頭、口腔而咯出稱咯血。最常見的病因是肺結核空洞、支氣管擴張和慢性肺膿腫（血管被侵蝕及破裂所致）。咯血者，多伴有喉部癢感或刺激感，血色鮮紅、泡沫狀，常混有痰液。

膿性痰伴咯血多見於支氣管炎、支氣管擴張症或肺膿瘍。肺水腫多見為粉紅泡沫痰。長期臥床、有骨折、外傷及心臟病、口服避孕藥者，咯血伴胸痛、暈厥應考慮肺栓塞。40歲以上吸菸男性者要警惕肺癌的可能。女性患者於月經週期或流產葡萄胎後咯血，需要警惕子宮內膜異位或絨癌肺轉移。對年輕女性，反覆慢性咯血，不伴其他症狀，需考慮排除支氣管腺瘤。

【標準定位】位於前臂部位，前臂內側，在太淵穴與尺澤穴連線的上4/9處。

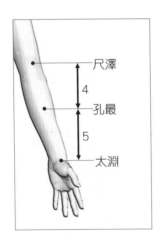

尺澤

4

孔最

5

太淵

【針灸方法】取穴時伸前臂，仰掌，直刺0.5～1.0寸。連續捻轉，有局部酸脹感，當針感向前臂部放散後出針。

【經驗之談】「孔最」之名耐人尋味。孔，孔隙。最，多也。孔最穴為肺經之郄穴，善止血。咯血的病位在肺，因此取肺經郄穴孔最來治療，療效顯著。

對於病情較重的肺癌咳血，建

議將魚腥草注射液2毫升於孔最穴注射，每日1次，效果較好。孔最穴注射藥物不僅能由針刺穴位激發經絡之氣而起到潤肺清熱止血的作用，而且魚腥草清熱瀉肺、涼血止血之功顯著，穴性和藥性共同發揮，切中咯血之病機，且操作簡便，易於掌握，唯一需要注意的就是應注意避開橈動脈、橈靜脈，以防刺破血管而引起出血。

5. 暈厥特效穴——人中穴

暈厥俗稱「昏倒」或「昏厥」，是一過性腦供血不足引起的意識障礙。發生時面色蒼白、神志消失、突然倒地，一般持續數秒到數分鐘後蘇醒。發生前大多有頭暈、眼花、噁心、無力、出冷汗等先兆。

引起暈厥的原因很多：①心源性暈厥。常見於嚴重的心律失常以及心跳驟停。②血管減壓性暈厥。因情緒緊張、悲傷、驚恐、疼痛、饑餓、疲勞、悶熱擁擠、站立過久造成血壓急劇下降所致。③直立性低血壓性暈厥。由蹲、臥位而突然直立時，因大量血液滯留於下肢所致。④頸動脈竇性暈厥。在快速轉頸、低頭、刮臉及衣領過緊時因刺激頸動脈竇引起血壓驟降而暈厥。⑤排尿性暈厥。⑥運動性暈厥。⑦低血糖性暈厥。

無論何種暈厥，一旦發生，應立即平臥，並儘快重掐人中穴，促使其儘快蘇醒，以免大腦長時間

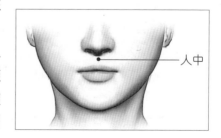

人中

缺氧而造成傷害。

【標準定位】位於人體的面部，當人中溝的上1／3與中1／3交點處。

【按摩手法】用1寸毫針向上斜刺0.3～0.5寸，到達肌層後，行小幅度提插大幅度捻轉，得氣後微提針向上沿皮下透刺，大幅度提插捻轉行瀉法。

【經驗之談】人中穴是急救首選特效穴，暈厥時首先「掐人中」，幾乎已經成為人們的共識。這是因為：人身之督脈、任脈，一陽一陰，猶如天地，古稱天、地、人為「三才」，地氣通於口，天氣通於鼻，而本穴正居口鼻之間，故有「人中」之稱，可見本穴可溝通天、地之氣。

現代醫學的大量實驗研究表明，刺激人中穴可以顯著升高血壓。在危急情況下，升高血壓可以保證機體各個重要臟器的血液供應，維持生命活動，為治療原發病贏得寶貴的時間。

6. 久病嘔吐特效穴——長灸湧泉穴

嘔吐是疾病的一個症狀，依據嘔吐的狀況以及伴有的兼症，基本上可以判斷出是什麼疾病所引起的。例如，嘔吐伴有腹瀉，就是一般所說的「上吐下瀉」，見於食物中毒、急性胃腸炎。嘔吐伴有腹痛，多見於腹部器官的病變。嘔吐總是發生在早晨，多見妊娠中毒、胃炎。嘔吐伴有「天旋地轉」，常為內耳眩暈症。嘔吐伴有眼球震顫，要考慮小腦疾病。

如果嘔吐呈噴射狀，要提高警惕，因為此類疾病發病

急驟，比較兇險。噴射狀嘔吐伴
有發熱、頭痛的見於腦膜炎、腦
炎。伴有頭痛、頸發硬、血壓
高、偏癱、失語甚至昏迷，見於
腦出血、腦梗塞，需去醫院診治
方爲穩妥。

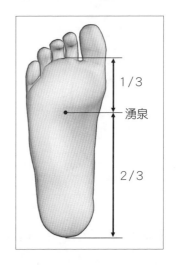

【標準定位】位於人體的足
底部，蜷足時足前部凹陷處，約
當第2、第3趾趾縫紋頭端與足
跟連線的前1／3與後2／3交點
上。

【針灸方法】兩手各持1根艾條，點燃，分別對準兩
側湧泉穴，距皮膚2～3公分處，連續灸治1小時以上。

【經驗之談】所謂「長灸」，是說每次艾灸的時間超
過1小時。有報導說，雙側湧泉穴同時懸灸，每次持續1～
1.5小時，每日1次，30年來應用此法治療各種原因引起的
嘔吐，均能獲效。一般1次見效，頑固性嘔吐連續3～5次可
癒。懸灸湧泉，不僅能溫腎暖脾，又可降胃之逆氣，故隨用
隨應，效如桴鼓。

7.呃逆特效穴──耳針「膈」區

呃逆，是膈肌和肋間肌等輔助呼吸肌的陣攣性不隨意
攣縮，吸氣時聲門突然關閉，空氣迅速流入氣管內，發出
短促的「呃─呃」的聲音。

一時或偶然發生呃逆，多與飲食有關，特別是飲食過

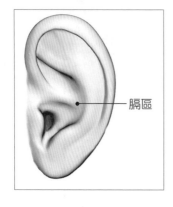

膈區

快、過飽或攝入過冷、過熱的食物，過快地喝酒以及過快地喝飲料，特別是飲碳酸飲料等很容易引起呃逆。此外環境溫度變化過大，如突然吹到冷風也會引起。過度吸菸可能也是引起呃逆的一個原因。

引起呃逆的病因十分複雜，主要的有中樞性和反射性。中樞性呃逆是腦內疾病，直接或間接影響延髓或頸髓而發病。如腦炎、腦膜炎、腦腫瘤、顱腦損傷和心腦血管意外等。反射性呃逆是胸腹腔臟器的病變或胸腹手術刺激膈神經或迷走神經而發病。

耳與全身經脈都有聯繫，人有十二經脈，六條陽經直接循行於耳區，六條陰經雖不直接入耳，但都由經別與陽經會合。

【標準定位】在耳朵的耳輪腳上。

【針灸方法】用極短針或皮膚撳針刺入，留針10餘分鐘。嚴重或頑固者可留針30分鐘以上。

【經驗之談】呃逆刺耳穴「膈」區，大多針入即止，是我父親親自傳授給我的經驗。據述，父親是30多年前我伯父余華基先生傳授的。當時因爺爺在吃飯時突然呃逆頻頻，多時而不能緩解，伯父遂取針為爺爺針灸。孰料針剛剛刺入耳穴「膈」區，呃逆便立即停止，四座皆驚歎不已。驚喜之餘，伯父將此心得傳授給我父親。在此後幾十年的行醫生涯中，父親用此方法得心應手，未有不驗者。

呃逆的特效穴較多，比如針刺中魁穴、陷谷穴、天突穴、攢竹穴、內關穴、太衝等，都有不凡的功效，但刺耳穴「膈」區治療呃逆療效確實，容易定位，也無須手法，直接刺入即可，故特此記之。

8. 上腹疼痛特效穴——中脘穴

引起上腹部疼痛的原因很多，最常見的原因是胃部疾病，但有些並不是胃部疾病，如肝臟、膽囊、胰腺的疾病等，也會引起上腹部疼痛。

胃部疾病最常見的是胃、十二指腸球部潰瘍、慢性胃炎、胃癌、胃黏膜脫垂等。胃潰瘍多在飯後半小時至一小時開始疼痛，然後慢慢地緩解。十二指腸球部潰瘍常在飯後3～4小時疼痛，一直持續到下次進餐才能緩解，有的在夜間疼痛明顯。慢性胃炎常有上腹飽脹、噯氣等消化不良的症狀，腹痛加重且多在右上腹部。胃癌的腹痛為無規律性上腹疼痛，同時出現食慾減退、消瘦，甚至出現黑便、嘔血等症狀。

膽囊炎、膽石症最容易誤診為胃部的疾病。不過上腹部的疼痛常會放射至右肩部、右背部，同時還可能伴有畏寒、發熱、嘔吐等現象。

急性胰腺炎常在暴飲暴食後誘發，上腹部持續性劇烈疼痛，常放射至左腰、背部呈束

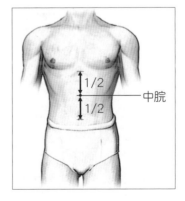

1/2
1/2
——中脘

帶狀一片疼痛。胰腺癌的疼痛與胰腺炎相似，仰臥位腹痛加重，同時有明顯厭食、消瘦，有時還有腹瀉等。

心絞痛、心肌梗塞的疼痛多為胸骨後和心前區疼痛，但有的病人可表現為心窩部疼痛。伴噁心、嘔吐，容易與胃部疾病相混淆。老年人出現上腹疼痛時應做心電圖檢查以資鑒別。

【標準定位】在上腹部，前正中線上，當臍中與劍突下連線之中點。

【針灸方法】直刺1.0～1.5寸，遇寒痛甚者針柄上捏上艾絨，行溫針灸3～5壯。

【經驗之談】中脘穴為胃之募、腑之會，是胃經經氣聚集之處，能疏利氣機、補益中氣，應用甚廣，「一切脾胃之疾，無所不療」（《循經》），其中尤以胃的疾患為先。

現代研究證明，針刺中脘能調節胃腸蠕動，如原來胃腸處於較弱或中等蠕動狀態時，針刺中脘可使其增強。針刺時，手法大有講究，如用弱刺激時，可促進胃蠕動，如用強刺激則抑制胃蠕動。

9. 腹脹特效穴──足三里穴

腹脹是指腹部脹大或脹滿不適。輕者僅僅是一種感覺，重者可以觸摸到腹部膨隆。叩診腹部「嘭—嘭」作響。引起腹脹的疾病比較多，較常見的可分為如下幾類：

胃部疾病包括急慢性胃炎、潰瘍病，胃下垂、急性胃擴張、幽門梗阻、胃酸缺乏、胃癌等；腸道疾病包括急慢性腸道感染（細菌性痢疾、阿米巴痢疾、腸結核）、完全

或不完全性腸梗阻、習慣性便秘、腸寄生蟲病、胃腸神經官能症等。

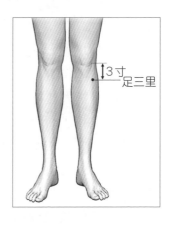

3寸 足三里

肝臟疾病包括急慢性肝炎、肝硬化、原發性肝癌等；膽道疾患包括慢性膽囊炎、膽石症等；胰腺疾病包括急慢性胰腺炎、胰腺癌等。心血管疾病有時也會引起腹脹。

腹脹時，胃腸道內瀦留的氣體向上「突破」則伴有噯氣，如向下「突破」則排氣增多，如氣體無法突破，只是在腸道內攻竄，則腹內轆轆有聲，此起彼伏。西醫所謂「腸鳴音亢進」。

【標準定位】位於小腿前外側，當犢鼻（外膝眼）穴下3寸，距脛骨前緣1橫指處。

【針灸方法】直刺1.2～1.5寸，得氣後留針30分鐘，病程久者行溫針灸3～5壯。

【經驗之談】足三里穴對胃腸道的運動具有雙向調節的作用，對高張力、運動亢進的腸道運動有抑制作用，能解除病理性腸道痙攣；對低張力、運動弛緩的腸道有興奮作用，可促使腸道運動。

因此，針灸足三里穴能治療一切腹脹，對預防腹部手術後的腹脹也有顯著的效果。

專家提出，如果是胃脘中央的病變，只需直刺即可，如果病變偏於上腹，則針尖向上，如果病變偏於下腹，則針尖向下，如此靈活應變，肚腹之疾，足三里一穴足矣。

10. 腹瀉特效穴——溫針灸天樞穴

腹瀉是指大便稀薄、排便次數明顯增加，大便中含有未消化的食物，有時會有黏液，常伴有排便急迫感、肛門不適或失禁等症狀，俗稱「拉肚子」。

由於腸道對所吸收的水分具有調節作用，所以正常人糞便中的含水量很少受到飲水量多少的影響。在小腸上段腸腔內，由於食糜質和量的差異和電解質含量的多少，其滲透壓可呈高張或低張的狀態，水分不斷地由血漿滲入腸腔，或從腸腔吸收入血漿，由此在血漿與腸腔之間保持著穩定的滲透壓。

由於胃腸道的分泌、消化、吸收和運動等功能發生障礙或紊亂，以致分泌量增加，消化不完全，吸收量減少，腸道蠕動增加等原因，造成糞便稀薄、大便次數增加而最終導致腹瀉。

由於腹瀉會丟失大量的腸液，多次腹瀉後可造成血液中的電解質紊亂，特別是鉀離子丟失過多，造成全身不適。如果腹瀉持續不止或伴有膿血便、劇烈嘔吐或高熱，應立即去醫院就診。

【標準定位】肚臍左、右各旁開3橫指處，仰臥取穴。

【針灸方法】垂直進針1.0～1.2寸，得氣後在針柄上捏上艾絨灸治，連續3～5壯。

【經驗之談】天樞穴，又名「長谿」、「長谷」、「谷門」、「循際」、「循元」、「補元」，乃足陽明胃經的腹部要穴、大腸募穴及大腸經氣所聚集之處。其命名為前

人假借天文星名所爲，因其位居臍旁2寸，恰爲人身之中點，如天地交合之際，升清降濁之樞紐，故名。

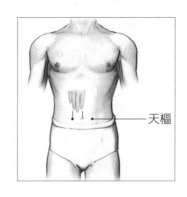

天樞

天樞穴擅治各種腸道病，有疏調腸腑、消食導滯、活血化瘀、化濕和中、制瀉止痛、理氣通便之功。《針經摘英集》中說：「天樞主水痢不止，食不化。」《玉龍歌》中也記載：「脾瀉之證別無他，天樞二穴刺休差。」

現代神經解剖學發現，天樞穴區神經支配與胃腸神經節段相一致，並與腸神經系統有密切的關係，爲天樞穴治療腹瀉提供了解剖學上的佐證。

天樞穴常常是腸道疾病的反應點，我於臨床常用拇指、食指同時點壓天樞穴，如有明顯壓痛，多半爲慢性結腸炎。

慢性腹瀉多屬脾、腎虛寒之證，腹瀉時間越長，越應多灸，有助於提高療效。

11. 便秘特效穴──支溝穴

便秘的原因很多，但不外乎腸道本身的原因以及飲食的關係。

平時喝水太少會造成便秘。一般成人每天的需水量可以用一個簡單的公式來計算：每天需水量＝體重（公斤）×30。如果按照60公斤來計算，每天需水量爲1800毫升。進水量不足就會導致大便乾燥。

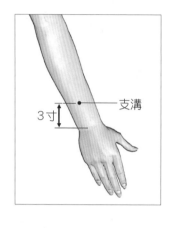

3寸 ——支溝

食物中膳食纖維太少會造成便秘；食用油脂太少也會造成便秘；腸道本身的原因包括各種腸道疾病、腸道手術導致腸道蠕動減弱，導致糞便在腸道內停留時間過長，水分被過度吸收，糞便過度乾燥而難以排出。此外，沒有養成定時排便的良好習慣也是造成便秘的一個原因。

便秘常是高血壓或心臟病的「定時炸彈」。因排便時腹壓增加、用力過猛、精神緊張等因素，加重或誘發冠狀動脈供血不足，血壓突然升高甚至突發腦出血和心肌梗塞的並不少見。心肺功能不全者，可因便秘加重或誘發心肺功能衰竭。支氣管擴張導致咯血的患者，因用力排便會使胸腔、腹腔壓力驟然上升，導致血管壁破裂，造成大咯血。

【標準定位】在腕背橫紋上3寸，橈骨與尺骨之間。

【針灸方法】直刺，得氣後留針20～30分鐘，留針期間間歇運針，以保持得氣狀態。

【經驗之談】支溝穴作為通便之特效穴，是因為支溝穴屬手少陽三焦經，而三焦為水道，總司全身的氣機和氣化，能化氣輸津、促進運化。針刺支溝穴則能宣通三焦氣機、通調水道，使三焦腑氣得通，津液得下，大腸傳導功能恢復正常，便秘得癒。《類經圖翼》中說「凡三焦相火熾盛及大便不通，具宜瀉支溝」，可謂切中肯綮。

由於大腸傳導功能失常是便秘的主要原因，糞便在腸內停留時間過久，水分被過度吸收，導致糞便乾燥、堅硬

而不易排出。因此平素堅持體育鍛鍊、多食蔬菜水果，並養成定時排便的好習慣，也是不可忽視的。

12. 水腫特效穴——水分穴

水腫是指體內水液瀦留，氾濫肌膚，引起頭面、眼瞼、四肢、腹背，甚至全身浮腫的一種病症。

水腫發生的原因有體質性的，也有因疾病而引起的。女性常有輕微的下肢水腫，有的與月經來潮有一定的關係，多屬於體質性水腫。心臟功能不全、腎臟病、肝硬化等引起的水腫，則屬於疾病造成的水液代謝障礙，水腫程度一般較嚴重。

西醫對於水腫的分類較爲複雜，除上述提到的心源性水腫、腎源性水腫、肝源性水腫之外，還有營養不良性水腫、藥物性水腫、特發性水腫、結締組織病所致的水腫、變態反應性水腫、內分泌性水腫、貧血性水腫、妊娠中毒性水腫等。

中醫認爲，水腫的病理變化主要在肺、脾、腎三臟，肺失宣降通調，脾失健運，腎失開合，以致體內水液瀦留，氾濫肌膚，而發爲水腫。

【標準定位】在上腹部，前正中線上，當臍中上1寸。

【針灸方法】直刺0.5～1.0寸。

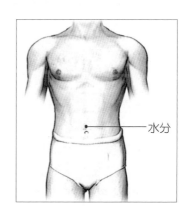

水分

【經驗之談】水分穴，顧名思義，主分流水濕，調理水分的代謝。臨床上水分穴被廣泛用於治療水液代謝障礙所致的水腫、臌脹等。《外台秘要》記載：「水分主水病腹腫」。

根據現代解剖學和生理學知識，水分的利水作用是由以腎臟為主的泌尿系統的作用，促使尿液由膀胱排出體外。

水分穴屬任脈，而任脈為「陰脈之海」，起於腎下胞宮，與腎有密切關係，在「少腹之內」，同「足厥陰、太陰、少陰並行腹裏」的部分與腎在經絡結構上互相通聯。

任脈穴有「分段」主治的特點，即主治與該穴位所在部位相應水平臟腑的病變。水分穴與腎臟處於同一個水平，那麼腎臟的病變是其「主治所及」了，加上任脈本身循行過膀胱（與腎相表裏），因此水分穴治療水腫得心應手。

同樣的道理，眼袋其實就是體內的水分不能完全利用，也不能及時排出而停聚在眼瞼處而形成，美容界利用艾灸水分穴來消除眼袋，效果十分顯著。

13. 盜汗特效穴——五倍子敷灸神闕穴

盜汗是指入睡後「偷偷」出汗的一種病症。古代醫學家用來形容入睡後，汗液偷偷地洩漏出來，簡直是惟妙惟肖。在漢代名醫張仲景所著的《金匱要略》一書中，就已經有了這個十分形象的病名了。

盜汗的程度各人輕重不同，醫生為了明確地分清盜汗的程度，大致上分3種情況。

輕度：多數在後半夜或天將亮時（一般在清晨5時許）

或在一覺醒來之前1～2個小時開始出汗，出汗的量較少，或僅僅覺得全身或身體某些部位稍有汗濕。醒後則再無汗液泄出。一般不伴有特別不舒適的感覺。

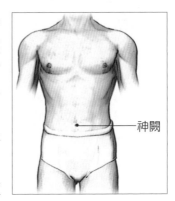

神闕

中度：多數在入睡後不久汗液即泄出，甚則可使睡衣濕透，醒後汗出即止，揩乾身上的汗液後，再次入睡即不再出汗。常伴有面部陣發性烘熱感，烘熱發作則不停地出汗。醒來後感覺口乾舌燥。

重度：入睡後不久或剛閉上眼睛，汗液即大量湧出。汗出後常因濕冷而驚醒，醒來後汗液可暫時收斂。然而再次入睡時再次汗出。汗液常帶有淡淡的鹹味，或混有汗臭味。出汗的量比較多，常常不僅衣褲盡濕，還浸濕被褥。

【**標準定位**】肚臍中央。

【**針灸方法**】事先將適量五倍子研成細末，密貯，備用。使用時取適量，用醋調成糊狀，填滿臍窩，覆蓋、固定即可。

【**經驗之談**】肚臍（神闕穴）敷貼藥物用以保健治病的記載，最早見於湖南長沙馬王堆三號漢墓出土的帛書《五十二病方》。在我國現存最早的醫學理論著作《黃帝內經》中就記載了許多關於臍療的論述。

臍療具有特效的基礎是因爲神闕穴的特殊部位。它處於人體正中，穴屬「任脈」，與人體十二經脈相連、與五臟六腑相通，有著「臍爲先天之本」、「臍爲生命本源」

的重要地位。現代研究也表明，臍部的皮膚非常薄弱，且血管神經網路豐富，十分適宜於敷貼藥物，既有四通八達之利，又有容易吸收之效。

14. 膽絞痛特效穴——雙針針刺膽囊穴

膽絞痛常常在夜間突然發作。睡覺時並沒有什麼不舒服，到了半夜突然疼痛如絞，忍不住呻吟甚至大呼小叫，捧腹打滾。

膽絞痛大多與膽結石有關。因爲人的膽囊肚子大，頸部細，像梨子的形狀。當人站著或坐著時，膽囊口在上，膽結石常常沉在膽囊底部或懸浮在膽液中。

但是睡覺時隨著翻身體位發生變化，膽囊裏的結石也隨之滾動。一旦滑進膽囊頸部或膽囊頸管的出口處，嵌在這些狹窄的部位，膽囊就會立即加強收縮，企圖把結石排出，如嵌在膽囊頸後，膽囊裏的膽汁流不出來，造成膽內壓力不斷升高，這時膽囊就會連續產生收縮，病人就會感到一陣陣絞痛，難以忍受。

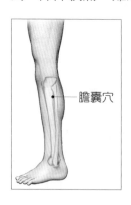

膽囊穴

膽絞痛還有可能引起心絞痛，當膽絞痛發作時，膽囊內壓升高，可由脊髓節神經反射，引起冠狀動脈收縮、狹窄、血流減少等反應，導致心肌缺血、缺氧而發生心絞痛。患膽石症或慢性膽囊炎的老年人，特別是急性發作時，應警惕心肌梗塞的發生。特別是出現精神舉止改變、胸悶、咳

嗽、血壓下降、心律失常時，應及時送醫院治療。

【標準定位】在小腿外側，當腓骨小頭前下方凹陷處直下2寸左右壓痛最明顯處取穴。

【針灸方法】每穴用毫針2根，並齊針尖，快速進針，大幅度提插、捻轉，至出現針刺脹痛感向腹部傳遞時，留針30分鐘，每隔3～5分鐘大幅度提插、捻轉1次。此法為雙針針刺法。

【經驗之談】膽囊穴為經外奇穴，具有利膽通腑、疏肝理氣、通絡止痛之功效。雙針針刺能加強針刺的作用，有效緩解膽道括約肌的痙攣，緩解膽絞痛的速度更快。多數情況下，數分鐘之內患者大都逐漸安靜。雙針針刺較單針針刺具有明顯的優勢，值得一試。

15. 偏頭痛特效穴──絲竹空透率谷穴

偏頭痛簡單說來是一種一側性的頭痛症，發作時呈搏動性疼痛，常反覆發作。頭痛頻率不定，50％以上的患者後來每週發作超過1次。女性患者剛剛在妊娠第2週或絕經後常見發作緩解。

現代人因為工作緊張和精神壓力增大，生活節奏加快以及環境的改變，頭痛的發生率明顯增多。調查顯示，偏頭痛的患病率為0.98％。女性的患病率是男性的3倍。

據研究，某些食物會引發

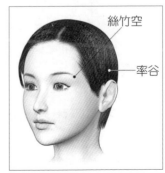

偏頭痛。專家建議禁食味精、各種火腿腸、罐頭湯、冷藏
食品、許多果汁飲料、陳年乳酪、醃製食品、鹹魚等食
品。另外，專家還建議偏頭痛患者多吃豆類、香蕉、海產
品、堅果等富含鎂的食物。

【標準定位】絲竹空穴：在面部，當眉梢凹陷處。率
谷穴：在頭部，當耳尖直上入髮際1.5寸處。

【針灸方法】用4寸毫針，垂直刺入患側絲竹空穴，
然後調整方向，沿皮透刺直達率谷穴。大幅捻轉，使針感
擴散到整個顳部，留針30分鐘。留針期間，每隔5分鐘行
針1次。

【經驗之談】歷代針灸家認為，偏頭痛屬於「少陽頭
痛」，多係肝膽風火循經上炎，脈絡瘀滯所致。針刺絲竹
空透率谷穴多有特效，《玉龍歌》中提到：「偏正頭風痛
難醫，絲竹金針亦可施，沿皮向後透率谷，一針二穴世間
稀。」對絲竹空透率谷穴治療偏頭痛的療效作了充分的肯
定。

現代醫學研究發現，絲竹空透率谷穴，針體在淺筋膜
內進行，該部位含有豐富的神經和血管。不僅分佈廣泛，
而且互相溝通。針刺絲竹空透率谷，較單獨針刺絲竹空
穴，擴大了針刺範圍，且針感明顯增強，因此能夠有效地
阻斷各神經的痛覺反應，達到止痛的目的，從而獲得良好
的鎮痛效果。

16. 高顱壓頭痛特效穴——點刺放血足竅陰穴

高顱壓即顱內壓增高，是指側臥位測量成年人平均腦脊

液壓力超過1.96千帕（相當於200毫米水柱）。引起顱內壓增高的原因很多，諸如顱腔狹小、顱骨異常增生、顱內炎症、腦積水、腦水腫、高血壓、顱內血管性疾病、腦出血、腦膿腫、腦寄生蟲及顱內腫瘤等。當顱內病變的發展超過了人體自身的

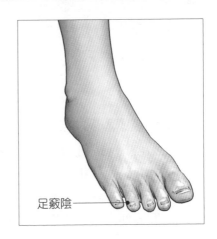

足竅陰

生理調節限度時，便出現顱內壓增高。

　　高顱壓頭痛是指顱內壓增高時產生的頭痛症狀。其發生率約為80%～90%。初起時較輕，以後逐漸加重，並呈持續性、陣發性加劇。常在清晨時頭痛明顯。

　　頭痛部位多位於額部或雙側顳部，並常牽涉到枕部和頸部，頸部屈曲、劇烈咳嗽、用力大便等，都可使疼痛加劇。

　　患者腦脊液壓力通常在250～450毫米水柱之間波動，當壓力高峰時出現頭痛。

　　【標準定位】在足第4趾末節外側，距趾甲角0.1寸。

　　【針灸方法】局部嚴密消毒後，用三棱針點刺放血，每次放血量10～15滴。每日放血1次，3次為1個療程。此法為點刺放血法。

　　【經驗之談】足竅陰穴是足少陽膽經的井穴，此處神經末梢極為豐富，十分敏感，點刺此穴，刺激量大，針感極強，見效特快，能大大縮短患者疼痛的時間，較快解除患者的痛苦和緊張、煩躁的情緒，有利於原發病的治療。

　　井穴是十二經脈位於手足之端的穴位,《靈樞》中將井穴比喻為「水之源頭」,又在《靈樞‧根結》中稱為「根」,有經氣「根本」之義。十二經脈中,所有陽經均上達頭面,「經脈所過,主治所及」,因此,陽經的井穴常用來治療頭面部的疾病。

　　足竅陰點刺放血治療高顫壓頭痛的原理,可能是由於四肢末梢的點刺和放血,使末梢神經興奮,其傳入脊髓後先使第一級中樞神經細胞進入活動狀態,當活動持續到一定的時間後便作用到膠樣物質。

　　根據疼痛的「閘門控制」學說,膠樣物質反過來對第一級中樞神經細胞起抑制作用,即關閉「閘門」,使疼痛的衝動進入不到第一級中樞神經細胞處,因而就不會產生痛感。

17. 頭暈特效穴──風池穴

　　頭暈在很多場合下都會發生,相信大多數人都有此體驗。比如饑餓時、蹲久了站起時、睡眠不足時、月經來潮前後等,都會產生頭暈的感覺。

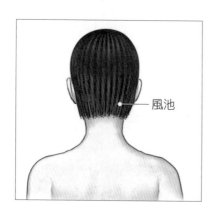
──風池

　　然而,偶爾頭暈並不是一種疾病,如果經常頭暈或長時期頭暈,可就要提高警惕了。因為許多的疾病都可能引起頭暈。

　　據筆者的臨床經驗,引起頭暈最多的還是大腦

供血不足。引起供血不足的原因主要有腦動脈硬化、冠狀動脈發生粥樣硬化、高血脂症造成的血黏度高、椎—基底動脈供血不足等。此外，貧血、頸椎病、腦部本身的疾病都會引起頭暈。

【標準定位】位於後頸部，當枕骨之下，兩條大筋（胸鎖乳突肌與斜方肌）外緣陷窩中，與耳垂平齊處。

【針灸方法】向鼻尖平耳垂水平略斜向下刺，深度爲1.0～1.5寸。得氣後留針20～30分鐘。

【經驗之談】頭暈與頭昏、眩暈相似，但有區別。頭暈有頭重腳輕、不穩定感；頭昏是指頭腦昏昏沉沉，不夠清醒。眩暈則天旋地轉，不能站立。

風池穴擅治頭部疾病，古籍中說「頭頂之上，唯風可到」，而風池穴因善於祛風故名「風池」，爲治風之要穴，具有息風清熱降火，通暢氣血，疏通經絡的功能，有止痛作用迅速、效果良好的特點。

需要注意的是：風池穴雖然對頭暈具有特效，但也是一個容易引起針刺意外的危險穴位。當然，只要把握正確的針刺方向，還是很安全的。

安全的針刺方向是：向鼻尖平耳垂水平略斜向下刺，深度爲1.0～1.5寸。針刺深達1.5寸時，針尖靠近枕下三角的外角或上角，與頸後神經叢，動、靜脈叢，椎動脈關係密切，據此深度無不良後果。如超過，同時針尖略偏向內側時，其後果嚴重，可刺傷延髓危害生命。

初學者治療時應以得氣爲度，嚴格按照進針的角度和深度進行操作，不能盲目追求最強的得氣感，以免發生醫療事故。

18. 小腿抽筋特效穴——承山穴

　　小腿抽筋，醫學上稱爲「腓腸肌痙攣」，俗稱「轉腿肚」，常在不知不覺時突然發生。發生時小腿疼痛、堅硬如石，不能行走，不能站立。

　　老年人與兒童如果經常發生小腿抽筋，可能與缺鈣有關。如老人患骨質疏鬆症，兒童患佝僂病，因爲其血中鈣的含量低於正常值，使肌肉應激性增高所致。

　　大多數的準媽媽們在懷孕中、後期（以孕6～7個月最爲多見）容易在夜間發生小腿抽筋，其原因與腿部肌肉負擔增加、體內鈣與磷比例不平衡有關，由於體內的鈣不敷使用而引起小腿抽筋。此外，血液循環不良及夜間受寒也是引起抽筋的原因。

　　【標準定位】位於小腿腓腸肌腹下正中處。取穴時囑其站立，足跟用力上提，於腓腸肌肌腹下出現的尖角凹陷處取穴。

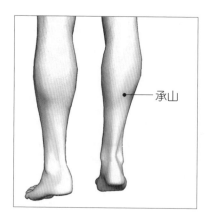

承山

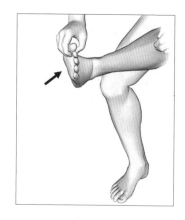

【針灸方法】直刺1.5～2.0寸，大力捻轉後留針30分鐘。

【經驗之談】由於小腿抽筋發生十分突然，讓人毫無準備，因此發作時由於驚慌，往往手忙腳亂、措手不及，此時不要忙於尋找針具，應立即自己抓住抽筋一側的大拇趾，用力將整個腳板向上扳起，同時用力伸腿，抽筋會很快緩解。當小腿抽筋緩解後，再深刺承山穴，遺留的酸痛感會隨之消失。

有研究說，老年人是由於肌肉營養不良，加上夜間活動停止，導致末梢血管血流減慢而引發小腿抽筋。除針刺承山穴外，每天服用維生素E 300毫克，分3次服，有預防小腿抽筋的效果。維生素E沒有副作用，且服用方便，可以一試。

19. 背寒肢冷特效穴——溫針灸大椎穴

背寒肢冷是人體陽氣不足的表現。陽氣對人體起著溫煦的作用，是體內熱量的來源，人體的溫度依靠陽氣的溫煦作用維持和穩定。人體的五臟，心、肝、脾、肺、腎都有陽氣，但以腎陽最為重要，被稱為「全身陽氣之根本」。所謂「五臟之陽氣，非此不能發」，就是指腎陽而言。

腎陽虛衰不能溫煦肌膚，則全身畏寒；不能推動陽氣溫暖手足，則四肢逆冷。「陽氣」是一種推動力，所謂「氣行則血行」，陽氣不足則推動無力，推動無力則血行緩慢。血液不能達於四肢，就會出現冰冷的現象。而「血得溫則行，得寒則凝」，寒凝血瘀，陽氣何能到達四肢百末，

發揮溫煦的作用呢！

　　研究發現，針灸大椎後體表出現沿經絡分佈的點、片狀或線、帶狀的升溫現象，證明針灸的確能激發人體「陽氣」，從而使背暖肢熱，諸症緩解。

　　【標準定位】在後正中線上，第7頸椎棘突下凹陷中。

　　【針灸方法】用2寸毫針，直刺，小幅捻轉得氣後，剪取1公分長的艾條一段，套在針柄上，點燃施灸，艾條離皮膚的距離，以不灼傷皮膚、局部有溫熱感並有感傳為準。連續灸3～5壯。背寒肢冷嚴重者，應適當多灸數壯。此法為溫針灸法。

　　【經驗之談】大椎穴又名「百勞」，穴屬督脈，為「三陽督脈之會」，因此大椎穴內可通行督脈，外可流走於三陽經脈，具有調節全身陽經經氣的作用。又因大椎穴位於脊背的上端，是為「陽中之陽」。針之已可壯陽，於針上再加溫灸，則溫通之力倍增，且一穴而有針、灸的雙重作用。

　　大椎穴穴性靈驗，然而由於其穴位深處是脊髓，一旦刺入過深，容易引起意外，而刺之過淺，則無法奏效，因此針刺的深度必須適當。有專家對大椎穴的針刺深度做了進一步的深入研究後提出：中等身材的成年中國人，較為安全的針刺深度應控制在36毫米之內，平均危險深度為54.6毫米。

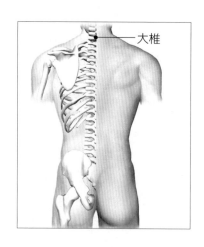

大椎

20. 手指麻木特效穴——點刺放血十宣穴

引起手指麻木的因素很多，最常見的有「腕管綜合徵」、頸椎病。典型症狀為拇指、食指、中指、半側無名指麻木、疼痛。發作時的一個顯著特點是常常在夜間突然疼痛而驚醒。有的人還表現為拇指、食指無力，拿東西時抓不住。

頸椎病也是一個常見的手指麻木的原因。這是因為頸椎的病變對脊神經根造成刺激、牽拉和壓迫，導致脊神經根和周圍組織的反應性水腫、根管狹窄及粘連而產生手指麻木的症狀。由於累及的部位不同，產生麻木的部位也不相同。如頸6脊神經根受累時，往往是前臂內側及拇指麻木；若頸7脊神經根受累時，則可使小指、無名指有麻木感。

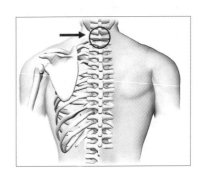

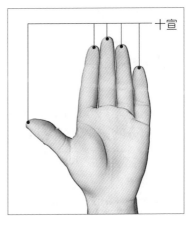

十宣

【標準定位】在手十指尖端，去爪甲1分處。

【針灸方法】先用左手從右手肘部捋至指尖數次，令其指尖充血，常規消毒後，用三棱針按拇指、食

指、中指、無名指、小指的順序，依次點刺出血，用手擠壓出血1～3滴。再換右手，操作同上。

【經驗之談】十宣穴屬經外奇穴，點刺出血，出其「濕痰死血」，亦《素問・針解》所謂「菀陳則除之」之法。惡血得去，新血乃生，經脈氣血得以通暢，筋脈、肢節得以濡養，而麻木之憂蕩然無存。

從十宣穴的局部解剖上看，有指掌側固有動、靜脈網，布有指掌側固有神經，在該處放血，直接作用於末梢神經，改善動、靜脈血流，增加末梢供血而消除麻木的感覺。

對於年齡在40歲以上的中年人來說，如果經常出現頭痛、眩暈、頭重腳輕、肢體麻木、舌頭發脹等症狀，且患者平時又有高血壓、高血脂、糖尿病、腦動脈硬化等疾病時，手指麻木先從無名指或食指先麻，次漸累及其餘三指者，應多加以注意，警惕中風的發生。《衛生寶鑒・中風門》中還作出預測：「凡人初覺大指、次指麻木不仁或不用者，三年之內有中風之疾。」

前輩的經驗是：「麻木消失後，一般需再灸風市數日，以防中風」，值得借鑒。

21. 膝關節痛特效穴——艾灸內膝眼曲、外膝眼穴

膝關節是人體較大而複雜的屈曲關節，它除了要承受身體大部分的體重，還要應對人體各種動作所產生的對膝關節的壓力。儘管膝關節結構穩定而又靈活，膝關節的疼痛還是經常發生。

臨床上以中老年人的膝關節骨性關節炎引起膝關節疼

痛爲最常見。特點是膝關節疼痛，有時活動關節會聽到摩擦音。膝部可能出現內翻畸形並伴有內側疼痛。

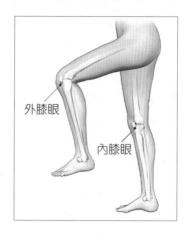

外膝眼

內膝眼

經常步行、登山或者蹲起運動較頻繁的人，因爲膝關節不斷地運動，引起膝關節內的脂肪墊充血、肥厚並發生炎症，與髕韌帶發生粘連，從而產生疼痛，膝關節活動也受到限制。

膝關節微屈時，穩定性相對較差，突然受到外力導致外翻或內翻，則有可能引起內側或外側副韌帶損傷，臨床上以內側副韌帶損傷占絕大多數。

在日常生活中，大多數關節疼痛並不是由外傷所引起，而是受寒。中、老年人陽氣不足，抗寒能力較差，因此關節疼痛者較多。

【標準定位】內膝眼穴：屈膝，在髕韌帶內側凹陷處。外膝眼穴：即犢鼻穴，屈膝，在膝部，髕骨與髕韌帶外側凹陷中。

【針灸方法】直刺1.2～1.5寸，得氣後用1.0～1.5公分長的艾條插在針柄上行溫針灸2～3壯。留針時間爲20～30分鐘。

【經驗之談】膝關節炎屬於中醫「痺症」範疇。《素問·痺論》認爲：「風寒濕三氣雜至合而爲痺也。」溫針灸內、外膝眼，可溫補氣血，祛除風寒濕邪，使膝關節周圍

脈絡暢通，關節周圍病變的軟組織及關節軟骨得到修復，恢復膝關節的功能，從而緩解膝關節疼痛。

現代研究還表明，針灸治療能有效地增強免疫功能，抑制炎性細胞因子的分泌，以增強機體抗炎免疫能力，增加中樞內阿片和單胺類神經遞質等物質含量，實現鎮痛作用，還避免了長期服藥的副作用，從而提高了生活品質，因此專家們呼籲，膝關節炎應首選溫針療法。

22. 胸脇痛特效穴──丘墟透照海穴

胸脇痛是指胸、脇部位的疼痛。「胸」與「脇」的部位緊緊相連但有所不同。

「胸」是指頭頸以下到最下面一根肋骨所在範圍之內的任何部位。「脇」是指腋部以下至最下面一根肋骨的所在範圍。因為疼痛時常常胸脇相連，所以也常常合併在一起而被稱為「胸脇痛」。

引起胸脇痛的原因很多，常見的病變是肋軟骨炎、肋間神經痛、胸膜炎。

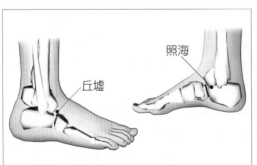
照海
丘墟

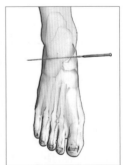

　　胸痛如果伴隨其他症狀，如胸痛伴有咳嗽，則提示氣管、支氣管及胸膜的疾病；胸痛伴有吞嚥困難，則多見於食管疾病；胸痛伴有咯血，多爲肺結核、肺梗塞和原發性肺癌；胸痛伴有呼吸困難，常見於大葉性肺炎、自發性氣胸、滲出性胸膜炎等；胸痛伴有心慌心跳、心律失常，則是心絞痛和心肌梗塞。

　　【標準定位】丘墟穴：位於足外踝的前下方，當趾長伸肌腱的外側凹陷處。照海穴：位於足內側，內踝尖下方凹陷處。

　　【針灸方法】足背屈，從丘墟穴進針後，針尖對準足內踝下進針約2.5～3.0寸，直至透達照海穴。

　　【經驗之談】胸脇痛當責之於肝、膽經。《靈樞》中說：「邪在肝，則爲脇中痛。」《素問》中也說：「邪客於足少陽之絡，令人脇痛，不得息。」

　　丘墟爲足少陽膽經之原穴，肝膽互爲表裏，因此能和解膽經之氣，通調肝經之脈，從而具有行氣解鬱、活血止痛的功效。

　　照海爲足少陰腎經之絡穴，其脈「絡心注胸中，其支者，從腎上貫肝膈」，與肝經之脈絡相交通，該穴能調補肝腎二經，從而具有滋養扶正，通絡達邪之效。

　　深刺丘墟直達照海，一針兩穴，且二穴相伍，相得益彰。在丘墟穴向照海穴橫透時，通過了三條經絡，因此能通調肝、膽、腎三經之氣，共奏疏解外邪、調和肝膽、化瘀通經、和絡止痛、標本同治之功用，故對多種原因所致的胸脇痛療效顯著。

23. 面肌抽搐特效穴——長吊針抽搐啟動點

「面肌抽搐」又稱為「面肌痙攣」，是指一側面部陣發性、不自主、不規則的肌肉抽搐。因為通常僅限於一側，因此又稱為「半面痙攣」，雙側者甚為罕見。面肌抽搐多發於中年女性。

發病初起常為下眼瞼陣發性的輕微抽搐，以後抽搐範圍逐漸擴大，延伸到一側面部，以口角肌肉抽搐最為明顯，抽動幅度最大，呈間歇性不自主節律性抽搐，自己不能控制。每次抽搐時間由數秒至數分鐘，間隔時間長短不定。

一般在緊張、情緒激動或疲勞時抽搐加重，安靜或睡眠時消失。少數嚴重者，面肌抽搐可累及整個一側面部。雖然抽搐時面部無疼痛，但頻繁發作可影響視力、言語或咀嚼功能。

現代醫學認為，面肌痙攣是面神經受到某些異常刺激後，出現急性非化膿性炎症引起面神經過度興奮所致。大多學者和臨床醫師認為，面神經在內耳門附近受小腦後下動脈分支壓迫，受壓處面神經髓鞘萎縮，傳入感覺纖維與傳出運動纖維發生「短路」，啟動運動纖維引起面肌痙攣。另外一種說法是，從面神經發出的運動抑制纖維，也分佈於肌肉中，當某種因素使抑制纖維興奮消失時，面肌就會發生痙攣。

當面肌抽搐伴有肢體功能障礙，或伴有肢體不自主動作時，應積極去醫院耳鼻咽喉及神經科檢查，以防顱內病

變。

【標準定位】抽搐啓動點。

【針灸方法】用長度爲3～4寸的28號毫針，刺入肌肉抽搐中心點，使針尖的皮膚突起，形成一個小丘，然後讓針體下垂懸吊在皮膚上，留針1小時以上。每天1次，15次爲一個療程。兩個療程間隔3～5天，一般需2個療程。

【經驗之談】懸吊針刺、長時間留針是一種行之有效的獨特針法。用較長的毫針淺刺抽搐啓動點，一是直接針對病位所在，二是較長的針體垂吊在穴位皮膚上，持續不斷地刺激由皮膚傳入到穴位，又由穴位傳入到內在的經脈，使痙攣的肌肉處於疲憊狀態，最終促使肌肉放鬆，血液循環加快，肌肉營養改善，從而抽搐停止，面部肌肉恢復正常。

如抽搐範圍較廣，可在抽搐啓動點周圍密集排針，針體之間間隔0.5～1.0公分寬，針針垂吊，無甚痛苦，也可隨意走動，因此有人譽爲「以柔克剛」之法。

24. 單純性肥胖特效穴——神闕八陣穴

單純性肥胖是指不是由於疾病而導致的肥胖。在所有肥胖者中，99%以上是單純性肥胖。引起單純性肥胖的病理改變主要是脂肪細胞的數量增多、體積增大，這種體積增大是細胞內脂肪堆積的結果。

按照發病年齡，可以分爲幼年起病型肥胖、青春期起病型肥胖以及成年起病型肥胖。

按照脂肪在身體不同部位的分佈，可以分爲腹部型肥

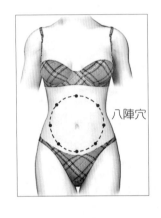

八陣穴

胖和臀部型肥胖。

腹部型肥胖又稱爲向心性肥胖、男性型肥胖、內臟型肥胖、蘋果形肥胖，特點是脂肪主要堆積在腹部的皮下以及腹腔內，所以看上去「上盛下虛」、「大腹便便」，四肢顯得相對較細。

臀部型肥胖的脂肪主要堆積在臀部以及腿部，又稱非向心性肥胖、女性型肥胖或梨形肥胖。

腹部型肥胖患併發症的危險要比臀部型肥胖大得多。比如有研究發現，肥胖者患糖尿病的危險性是普通人的3.7倍，而腹部型肥胖的女性患糖尿病的機會則高達普通女性的10.3倍！

【標準定位】以神闕穴爲圓心，神闕至關元穴的長度爲半徑畫一個圓，並在圓周上平均8等分而形成8個部位即是八陣穴。

【針灸方法】用2～3寸毫針向神闕方向斜刺，留針30分鐘，用大幅捻轉的針刺手法，每隔10分鐘行針1次。留針畢，再加拔火罐，至局部皮膚潮紅爲度，每日1次，10次爲1個療程。療程中間休息5～7天，一般治療3個療程。

【經驗之談】肥胖是「虛」證而不是「有餘之症」。「虛」主要是「氣虛」，正是由於「氣虛」，導致水濕、痰濁、膏脂等雍盛於體內而發生肥胖。各人有所偏重，因此形成「脾虛濕盛」、「胃熱濕阻」、「肝鬱氣滯」、

「脾腎兩虛」等表現，除肥胖外，還會出現高血脂、便秘、月經失常、面部色斑等一系列併發症。

腹部穴位之重用莫如八陣穴，八陣穴從「四面八方」向神闕方向長針斜刺，相當於同時刺激了關元、氣海、水分、陰交、天樞、下脘、建里等調理胃腸及臟腑氣血功能的多個要穴，從而起到振奮陽氣、調理脾胃、化濕行滯、降脂減肥的作用。

由於八陣穴是從改善體質入手，因此能較快改善高血脂、便秘、月經失調、面部色斑等肥胖併發症。

25. 戒菸特效穴──弁菸穴

據統計，吸菸的人 60 歲以後患肺部疾病的比例為 74%，而不吸菸的人 60 歲以後患肺部疾病的比例僅為 4%。吸菸會使心血管病加劇，加速動脈粥樣硬化和生成血栓，導致心律不整，甚至突然死亡。有的學者研究發現，吸菸者由冠心病引起的猝死，要比不吸菸者高 4 倍以上。

吸菸嚴重影響人的智力和記憶力，從而降低工作和學習的效率。吸菸還會導致骨質疏鬆，吸菸使牙齒變黃容易口臭。

【標準定位】位於陽谿穴與列缺穴之間中點處，按之有一凹陷處（陽谿穴：位於人體的腕背橫紋橈側，手拇指向上翹時，當拇短伸肌腱與拇長伸肌腱之間的

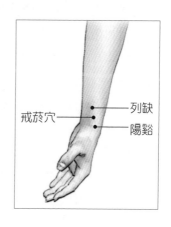

列缺
戒菸穴
陽谿

凹陷中。列缺穴：在前臂橈側緣，橈骨莖突上方，腕橫紋上1.5寸處。當肱橈肌與拇長展肌腱之間）。

【針灸方法】直刺3～5分，適度捻轉，得氣後留針15分鐘，每日1次，4次為1個療程。兩側穴位同時針刺。進針時，令患者吸氣屏住呼吸，進針完畢後才呼氣，針後雙手有沉重麻木感，或欣快感，或口有異味、金屬味。

【經驗之談】戒菸穴又稱甜美（Tim－Mee）穴，乃美國俄亥俄州針灸醫師Dr. James S. Olms（歐爾姆）於1981年發現並成功用於戒菸，因其戒菸才真正嘗到甜美的感覺之意而命名。Dr. James S. Olms關於戒菸穴定位的原文是：「距離解剖鼻煙壺莖突邊緣約一拇指寬，在列缺穴附近柔軟小凹處。」

針刺戒菸穴戒菸的原理是刺激前臂外側皮神經和橈神經走行區，使患者口中產生異味，吸菸時更甚，重複多次形成「菸——異味——討厭或害怕」的條件反射，起到抑制菸癮的作用。針刺戒菸穴還能消除戒菸後出現的諸如煩躁不安、精神不集中、頭痛、嗜睡、胃腸不適、焦急等戒斷症狀。兩種作用相輔相成，能夠幫助戒菸者戒斷菸癮。

針刺後，不少「菸民」感覺菸味變苦辣、變濃烈或變淡，有青草味；有的感到吸菸時喉嚨乾燥不適，不願把菸霧吞下；有的甚至抽不完一支菸即不願再吸。

吸菸者一般在按壓戒菸穴時有明顯的壓痛，平時如果自己能經常按壓此穴，尤其是菸癮發作時，有明顯抑制菸癮的作用。

有經驗介紹說，一般在10天之內會出現效果，如果10天之後還沒有效果，不必繼續治療，宣告戒菸失敗。

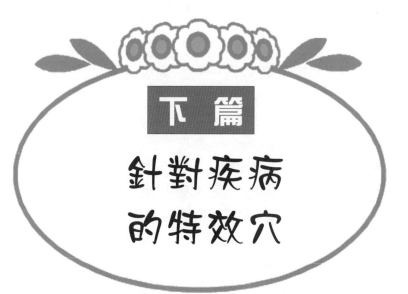

針對疾病
的特效穴

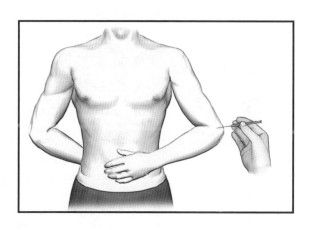

一、內科疾病

1. 中暑特效穴——點刺拔罐大椎穴

　　中暑是人在烈日或高溫環境裏，體內熱量不能及時散發，引起機體體溫調節發生障礙，或因大量出汗使體內失鹽，血液濃縮、黏稠度增高，以至皮膚與肌肉內血管擴張引起血壓下降、腦部缺血而導致中暑突發的一種病證。輕者數小時內能恢復，重者可能導致死亡。

　　中暑常有先兆，在睡眠不足、過度飲酒或在高溫環境下工作一定時間後，有大量出汗、口渴、頭昏、耳鳴、胸悶、心慌、噁心、四肢無力等症狀出現。這時體溫略高（在38℃之內）、脈搏充實而稍快。此時如立即離開高溫現場，到陰涼處休息，能很快恢復正常。但如果沒有及時離開高溫現場，體溫迅速高達40℃以上，呼吸急促而淺、脈搏快而變細、神志不清、煩躁譫妄、腿部抽筋、腹痛劇嘔、瞳孔縮小、皮膚灼熱無汗；很快進入昏迷、大小便失禁，如救治不及時，很可能導致死亡。

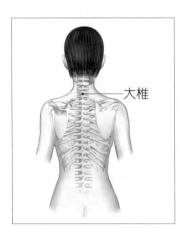

大椎

　　【標準定位】在後正中線上，第7頸椎棘突下凹陷中。

【針灸方法】用三棱針對準大椎穴快速點刺放血，並迅速拔上火罐，使出血3～5毫升，留罐10～15分鐘，小兒留罐時間略微減少。此法爲點刺拔罐法。

【經驗之談】大椎穴屬督脈，爲「諸陽之會」。督脈總督一身之陽，又爲手、足三陽經與督脈之交會穴，故大椎穴尤擅通陽解表、退熱祛邪和振奮人身陽氣。穴用大椎，取其通陽解表、退熱祛邪；法用放血，取其瀉火解毒、熱隨血出；加拔火罐，使其經脈暢通、出血無阻，更增其血出熱退之效也。

大椎穴刺絡拔罐對各種原因引起的高熱都有顯著的退熱效果。小兒高熱不退常容易引起抽搐，大腦因之缺氧而受損。及時點刺大椎穴出血，能迅速退熱、避免抽搐、預防大腦受損，無愧爲急救之妙法。

2. 感冒特效穴——搓針合谷穴

感冒俗稱「傷風」。當機體抵抗力下降，如受涼、營養不良、過度疲勞、菸酒過度、全身性疾病及鼻部本身的慢性疾病影響呼吸道暢通時容易發病。

中醫將感冒分爲幾個類型。如惡寒發熱、頭痛、鼻塞、流涕爲感冒的基本症狀。另外，兼見惡寒重，發熱輕或不發熱、無汗、鼻癢噴嚏、鼻塞聲重、咳痰液清稀、肢體酸楚、苔薄白、脈浮緊者，爲風寒感冒。如微惡風寒、發熱重、有汗、鼻塞濁涕、咳痰稠或黃、咽喉腫痛、口渴、苔薄黃、脈浮數者，爲風熱感冒。

【標準定位】在手背，第1、2掌骨間，第2掌骨橈側

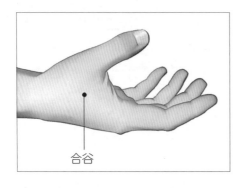

合谷

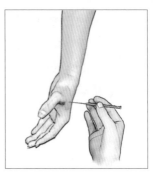

的中點處。

【針灸方法】取雙側穴，垂直刺入，得氣後開始搓針。從食指末節橫紋開始，用拇指如搓棉線狀，向前搓動針柄至食指前端，以針下沉緊有被肌肉纏緊感為度。反覆如此搓針，先見額頭出汗，漸至全身潮濕。出針時搖大針孔，徐徐出針，不按壓針孔，使邪從穴出。

【經驗之談】合谷穴治感冒由來已久。元代杜思敬所著的《針經摘英集》中就已經明明白白地記載了「治傷寒在表，發熱惡寒，頭項痛，腰脊強，無汗，尺寸脈具浮，宜刺手陽明經合谷穴」。此證正是風寒感冒。

余於臨診中體會到，即鼻塞嚴重、鼻流清涕、惡寒明顯者，針後加灸，通身汗出，常一次而癒。取雙側穴效果比較顯著，如果症狀輕微，也可取單側穴，可視鼻塞位於哪一側而定，如左側鼻塞則灸右側合谷穴，右側鼻塞則灸左側合谷穴。

需要注意的是，合谷穴針感較強，應用搓針手法，針刺反應更強，搓針時就全身汗出，因此沒有針灸經歷及大病體虛者，宜先輕針淺刺，待針刺1～2次有所適應之後，

再試行搓針之法，方為穩妥。以免一開始就用搓針法，引起恐懼甚至暈針，錯失針灸良機。

最後還要提醒一句，腹中空空者勿予針灸，囑其進食後再來針灸不遲。

3. 支氣管哮喘特效穴——天突穴

支氣管哮喘是一種過敏性疾病，多數在年幼或青年時發病，並在春、秋季或遇寒時發作。

發病時伴有哮鳴音的呼氣性呼吸困難，嚴重者可被迫採取坐位或呈端坐呼吸，乾咳或咳大量白色泡沫痰，口唇發紺等。哮喘發作來去較快，停止後如同常人。但如果反覆發作，不能緩解，可發展為肺氣腫、肺心病。

病人情緒激動、緊張不安、怨恨憤怒等，都會促使哮喘發作。

【標準定位】位於頸部，當前正中線上胸骨上窩中央。

【針灸方法】先用左手拇指輕輕將食管、氣管向後推移，刺入約0.3寸左右，然後將針轉向下方，緊靠胸骨柄

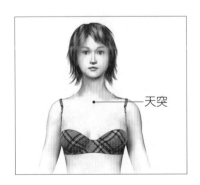
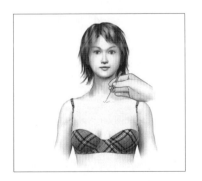

天突

後緣緩慢刺入 1.0～1.5 寸，有局部發脹、發熱，並向胸、背放射感。留針 20～30 分鐘，留針期間每隔 2～3 分鐘搔刮針柄 1 次。

【經驗之談】針刺天突穴的止咳、平喘的功效十分顯著。一般情況下，當針刺得氣後 1～2 分鐘，就會感覺到咽喉部爽快、癢感減輕，氣息比較平順。

搔刮針柄能產生足夠的針感，且遠較提插手法安全。臨診不必刻意達到針刺深度，只要針感能夠達到咽喉、氣管部位，「氣至而有效」。

哮喘發作時針刺天突穴，有即時平喘的效果，但總歸只是「治標」，提高身體素質才是治本之法。因此平時的鍛鍊相當的重要。

鍛鍊之法眾多，我推薦慢跑。許多的研究都證實了，堅持一定時間的慢跑，可以改善和增強肺部呼吸功能，有效地增強肺組織彈性，提高肺泡張開率，從而增加肺活量、促進新陳代謝、提高免疫力及抗病能力。同時，鍛鍊時全身都處於放鬆狀態，小支氣管痙攣亦隨之緩解，哮喘症狀由此得到改善。

4. 心絞痛特效穴——內關穴

心絞痛是由於冠狀動脈供血不足，心肌急劇的、暫時的缺血與缺氧所引起的陣發性的前胸壓榨性疼痛。

心絞痛常突然發生，可無先兆。發作時，常表現為突然發生的胸骨中上部的壓榨痛、緊縮感、窒息感、燒灼痛、重物壓胸感，胸疼逐漸加重，數分鐘達高潮，並可放

射至左肩內側、頸部、下頜、上中腹部或雙肩。伴有冷汗，以後逐漸減輕，持續時間為幾分鐘。

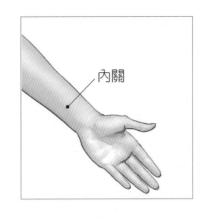

內關

　　老年人症狀常不典型，可表現為心前區不適、心悸、悶壓感，也有主訴牙痛、咽痛、肩背痛、上腹痛、心窩部疼痛者。

　　有的僅表現為活動中出現呼吸困難，有的僅表現為腹痛、噁心嘔吐等胃腸道症狀或神經精神症狀。有的在胸骨下段，上腹部或心前區有壓痛。有的僅有放射部位的疼痛，如咽喉發悶，下頜疼、頸椎壓痛等。要提高警惕，以免漏診。

　　勞累、情緒激動、吃得過飽、受寒、陰雨天氣等也是常見的誘發因素。

　　【標準定位】位於前臂掌側，腕橫紋上2寸，當兩筋之間，仰掌取穴。

　　【針灸方法】直刺0.5～1.0寸，或於掌腕橫紋正中直上1.7寸左右處進針，針體向肘部傾斜60°左右，較容易使針感向肘、腋、胸部放散。

　　【經驗之談】內關為心包經絡穴，又是八脈交會穴，通於陰維脈，「陰維為病苦心痛」（《難經・二十九難》）。因為心包經起於胸中，歷絡三焦，而胸中為宗氣所聚、心肺所居，故內關穴具有行氣活血、宣肺理氣、寧心安神、寬胸利膈的功能，為治療心、胸、肺、胃等一切

疾患的要穴。由於心包經與心臟密切相關，古代針灸前輩在治療心絞痛等心系疾病時首推內關穴。

現代針刺研究結果顯示，針刺內關等穴對緩解心絞痛等臨床症狀，改善心肌缺血，降低心肌耗氧量、增加冠狀動脈血流量、改善心肌收縮力、恢復缺血心肌的功能有顯著療效。瑞典醫生的研究發現，心絞痛患者針刺內關穴，能降低心絞痛的發作次數。

在針刺內關穴治療心絞痛時，需要大幅度提插捻轉的強刺激，常在控制症狀之後感覺到內關穴深處肌肉疼痛，可在內關穴向肘部方向上1寸處（即間使穴）針刺，能迅速緩解局部肌肉痙攣而消除疼痛。

5. 早搏特效穴——靈道穴

早搏是過早搏動的簡稱，又稱為期前收縮、期外收縮。掌管心臟搏動節律的是「竇房結」，它負責發出一種生物電信號，「指揮」整個心臟的跳動。儘管心臟的跳動會隨著人體活動的需要而變快或變慢，但是跳動的節律卻是始終如一的。

然而有某種「意外」的情況使心臟在竇房結以外的某一個地方提前發出了生物電信號，「喧賓奪主」，打亂了心臟原有的節律，從而使心臟產生了早搏。

醫生將來源於竇房結的早搏稱為竇性早搏；來源於心房的早搏，稱為房性早搏；來源於心室的早搏，稱為室性早搏；來源於心房與心室之間的早搏，稱為房室交界性早搏。這些不同部位的早搏，在心電圖上可以區別開來。

心臟的疾病如冠心病、肺心病、二尖瓣脫垂、晚期二尖瓣病變、心肌炎、甲狀腺功能亢進性心臟病、某些藥物以及心臟手術或心導管檢查等都容易發生早搏。

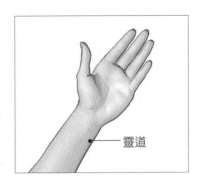
靈道

【標準定位】位於前臂掌側，當尺側腕屈肌腱的橈側緣，腕橫紋上1.5寸。

【針灸方法】直刺0.3～0.5寸，使針感沿手臂向上到達心前區，得氣後留針30分鐘，每隔3～5分鐘運針1次。

【經驗之談】觀靈道穴其名，「靈」指「神靈」；「道」指「通道」，位居手腕之上，猶如通向神靈之道。早搏為心靈之所異動，靈道穴屬心經，而「心主神靈」，故有特效。

有研究者發現，約91%的冠心病患者，左側靈道穴有明顯的壓痛，顯示出靈道穴與心臟密不可分的關聯。早搏突發時，來不及取針，可先重壓、輕揉靈道穴，稍稍緩解之後再行針刺，不僅「從容」，而且還爭取了時間，能儘早恢復心率。

平時直接拍打心臟所在的部位——心前區，有暢通心氣、啟動心血、調節心率的良好作用。實踐和研究都已經證實，無論輕拍還是重拍，都能使心搏出血量增多，冠狀動脈血流量增加，防止心肌缺血、缺氧，對消除早搏和胸悶、氣短、心悸等症狀有確切的效果。

6. 高血壓特效穴——太衝穴

按照世界衛生組織（WHO）建議使用的血壓標準是：凡正常成人收縮壓應小於或等於140毫米汞柱，舒張壓小於或等於90毫米汞柱。如果成人收縮壓大於或等於160毫米汞柱，舒張壓大於或等於95毫米汞柱爲高血壓；血壓值在上述兩者之間，亦即收縮壓在141～159毫米汞柱之間，舒張壓在91～94毫米汞柱之間，爲臨界高血壓。

據報導，大陸每年新增冠心病患者400萬～600萬，因冠心病急性發作而死亡的人數200萬～220萬。每年由於高血壓產生的直接和間接的醫療費用和其他費用達4000億元人民幣。

高血壓與心腦血管疾病關係密切。據報導，60%以上的冠心病人、80%以上的腦血栓病人、90%的腦出血病人合併有原發性高血壓。

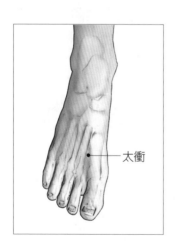

太衝

【標準定位】在足背側，當第1蹠骨間隙的後方凹陷處。

【針灸方法】進針後，針體與皮膚成45°角，向湧泉穴斜刺0.8寸～1.0寸，小幅捻轉加震顫手法，待得氣後留針20分鐘，每隔3～5分鐘捻針1次。

【經驗之談】高血壓的發病機制爲肝陽上亢有餘、肝腎之陰不足，導致陰虛陽亢而使血

壓升高。太衝穴「瀉其有餘、補其不足」，由此肝陽上亢得降，肝腎之陰得補，陰陽平復而血壓自然恢復。

臨診觀察到，太衝穴刺激強度較大，對於初次接受針灸治療的患者，施術手法不宜過重以免發生暈針。如出現肌肉痙攣引起滯針，則需囑咐患者不要緊張，並用手指在鄰近部位做循按動作，或彈動針柄，須臾即可退出。

儘管太衝穴對原發性高血壓有較明顯的降壓效應，但是，與其等血壓升高以後再治，不如「防患於未然」。在諸多因素中，維持血管的彈性是降壓的必要條件，因此除了堅持低鹽、低脂、低膽固醇的飲食、多吃新鮮蔬菜水果、控制體重、保持樂觀情緒以及自我心理調節之外，慢跑、散步、太極拳、氣功等運動，都是很好的維持血管彈性的運動，能夠堅持，就能收效。

7. 低血壓特效穴——素髎穴

低血壓是指動脈血壓的收縮壓（俗稱高壓）低於90毫米汞柱，舒張壓（俗稱低壓）低於60毫米汞柱。65歲以上的人收縮壓低於100毫米汞柱，舒張壓低於60毫米汞柱也稱爲低血壓。

據統計，低血壓發病率爲4%左右，老年人群中可達10%。

低血壓由於血管內壓力過低，導致血液循環緩慢，遠端毛細血管缺血，以致影響組織細胞氧氣和營養的供應以及二氧化碳等代謝廢物的排泄。由於血壓偏低，不能保證大腦和心臟的血液供應，會出現精神疲倦、頭暈、頭痛、

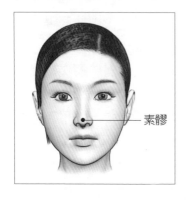

素髎

四肢無力、記憶力減退、心悸、胸口憋悶等症狀，嚴重者可出現四肢無力、皮膚厥冷、身出冷汗、脈搏增快，甚至出現暫時性視力喪失、昏厥等。

低血壓會引起視力、聽力下降，誘發或加重老年性癡呆，頭暈、昏厥、跌倒、骨折發生率大大增加。乏力、精神疲憊、心情壓抑、憂鬱等情況經常發生，使生活品質下降。

【標準定位】位於面部，當鼻尖的正中央。

【針灸方法】向上斜刺0.3～0.5寸。

【經驗之談】素髎位居鼻尖，西漢楊雄在其《方言》一書中說：「鼻，始也。獸之初生謂之鼻，人之初生謂之首。梁益之間，謂鼻為初，或謂之祖。」《漢制考‧說文》裏有「今以始生子為鼻子」的說法，意思是把第一個出生的兒子稱為「鼻子」，用的就是「初始」的意思。因此，最早的祖先、創始人就被稱為「鼻祖」。

《醫經理解》曰：「人之胚胎，鼻先結形，故謂是太始之骨髎也」，所以鼻為人一身之始。素髎位居鼻祖，可平衡陰陽。血壓偏低亦屬陰陽失衡之症，故刺之可使血壓恢復正常。素髎又為督脈穴，督脈入絡腦，分支聯心，故刺素髎不僅可提升血壓，還有開竅醒腦、寧心安神的功效。

臨診每遇「低血壓」患者會問：「是貧血嗎？」其實，貧血和低血壓並不是一回事。貧血是指血中的「品質」不足，而低血壓是指血管中的壓力不足。

無論是哪一種低血壓病人，都可以適當多吃些鹹一點的食品，因爲鹽能使血壓上升。每天多喝水、多運動能增加血容量，還可吃些桂圓肉、大棗、小紅豆等，不但能增加營養，還有利於糾正低血壓。

8. 失眠特效穴──神門穴

每年的3月21日是「世界睡眠日」，足見失眠已經引起了世界各國的廣泛注意。

據世界衛生組織調查，27%的人有睡眠問題。中國睡眠研究會公佈的最新睡眠調查結果，中國成年人失眠發生率高達38.2%，遠遠超過發達國家。

在失眠的人群中，老年人約占45％以上，幾乎達到一半。女性失眠人群占60％以上，比男性多兩成。

失眠會引起人的疲勞感、不安、全身不適、無精打采、反應遲緩、頭痛、記憶力不集中，有人形容失眠酷似「鈍刀子割肉」，非常痛苦。如長時期失眠還會導致機體多臟器功能紊亂。現代科學研究已證實，近90種病症與長期失眠有較大的相關性。患有冠心病、心律不整的人如果白天激烈運動，或者飲酒過度、疲勞過度、興奮過度、受到驚嚇等，晚上失眠很容易引起心肌梗塞而導致猝死。

【標準定位】在腕部，腕掌側橫紋尺側端，尺側腕屈肌腱的橈側凹陷處。

【針灸方法】直刺0.5～0.8寸，採用提插捻轉平補平瀉法，得氣後留針30分鐘，每隔5分鐘捻針1次。

【經驗之談】出入之處爲門，觀「神門」之名，即知

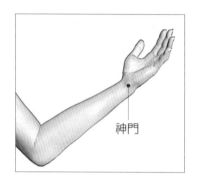 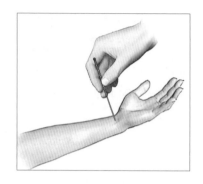

神門

「神門」爲心氣出入之門戶。「心者，君主之官，神明出焉」（《素問・靈蘭秘典論》），即指精神意識、思維等高級中樞活動，是由「心」所主持的，「心」在五臟六腑中有著十分重要的地位，故《靈樞・邪客》又說：「心者，五臟六腑之大主也，精神之所舍也。」凡一切與精神異常有關的表現，如失眠、心煩、健忘、心悸、癲、狂等，針刺神門穴具有寧心安神、開鬱散結之效。

中醫的經絡理論說「治臟者治其俞」，「俞」，就是俞穴。又說「五臟有疾當取十二原」，「原」，就是原穴。神門穴既是心經的俞穴，又是心經的原穴，所以這個穴位治療心經的疾患常常能應手而效。

此外，神門穴還有非常優異的雙向調節的功能，用神門穴治療嗜睡症效果極佳。

9. 胃下垂特效穴——雙針針刺建里穴

人在站立時，胃的下緣達盆腔，胃小彎弧線最低點降到髂嵴連線下，稱爲胃下垂。

　　胃下垂的發生多是由於一段膈肌懸吊力不足，肝胃膈胃韌帶功能減退而鬆弛，腹內壓下降及腹肌鬆弛等因素所造成的。

　　X光線鋇餐檢查是目前診斷胃下垂比較可靠的方法。在X光線攝影之下，如果看到胃體細長，胃小彎角在髂嵴連線以下，就可以確定為胃下垂了。

　　胃下垂最明顯的症狀是食後飽脹，常噯氣不止，食慾減退甚至畏食、厭食。左腹有下墜感和壓迫感，且於食後或行走時加重，平臥時減輕。有時便秘，有時腹瀉，或有腹瀉便秘交替出現。胃部多有悶痛、隱痛感。長期胃下垂者常伴有逐漸消瘦以及眩暈、乏力、低血壓、心悸、失眠、多夢等症狀。

　　當前為身材苗條而過度節食，結果導致胃下垂的並不少見，「肉胭不堅」使然。雖說「愛美之心，人皆有之」，更何況20來歲的青春少女了，不過丟掉了健康，即使再苗條，總還是捨本求末、得不償失的呀。

　　【標準定位】位於上腹部，在前正中線上，當臍中上3寸。

　　【針灸方法】取毫針2根，並齊針尖，同時刺入約1寸許，得氣後提插、捻轉，使針感由局部向四周擴散。留針30分鐘，每隔3～5分鐘大幅度提插、捻轉1次。此法為雙針針刺法。

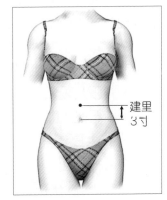

建里
3寸

　　【經驗之談】雙針同時針刺建里穴治療胃下垂有較好的療

效，已得到針灸界同仁的一致認同，專業雜誌上也可找到不少驗案。病程長者常出現脾胃虛寒的症狀，如胃脘部用溫暖的手掌撫摩感覺舒適、食冷飲則腸聲轆轆、手腳欠溫、面色㿠白等，針後加灸有較好的效果。

平時如配合腹部按摩，能較快解除腹脹、隱痛的感覺。腹部按摩宜仰臥床上，雙掌重疊，置於肚臍上方，做順時針、逆時針方向各摩腹50周，反覆交替進行300～500周。當掌心摩動到胃下方時，稍用力使腹壁下陷，同時向上方摩動，有助於提升胃體。

10. 膽囊炎、膽石症特效穴——膽囊穴

膽囊炎多由細菌感染引起。膽結石、胰液反流進入膽道、蛔蟲鑽入膽道等，都會引起膽囊炎。而膽囊炎以及膽汁鬱積、膽固醇代謝失調又促進形成膽結石。此外，活動極少，長期伏案辦公的人，常因坐姿壓迫膽管，使膽汁排泄不暢，造成膽汁在膽囊內滯留、濃縮而形成結石。

急性膽囊炎發作時，右上腹疼痛，並可向右肩或後背部放射性疼痛，出現噁心、嘔吐。有時可伴有高熱、寒戰。

慢性膽囊炎常出現消化不良，上腹不適或鈍疼，可有噁心、腹脹及噯氣，進食油膩食物後常導致疼痛發作。

膽結石嵌入並阻塞膽囊管時，可引起膽絞痛，出現中上腹或右上腹劇烈疼痛、坐臥不安、大汗淋漓、面色蒼白、噁心、嘔吐，甚至出現黃疸和高熱。結石嵌頓時，可引起穿孔，導致腹膜炎，甚至出現中毒性休克或衰竭。膽

囊炎膽石症可加重或誘發冠心病，引起心肌缺血性改變。

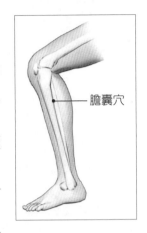

膽囊穴

【標準定位】在小腿外側，當腓骨小頭前下方凹陷處直下2寸左右處的壓痛點即是本穴。

【針灸方法】用較粗的2寸毫針，直刺1.5寸左右，大幅度提插、捻轉，針感可竄至足踝，留針30分鐘，間隔3～5分鐘捻轉1次。

【經驗之談】膽囊穴實際上是膽囊疾病在體表的一個反應點，由於該反應點相對比較固定，久而久之被歸入了經外奇穴之中。膽囊穴因其具有十分優越的利膽通腑、疏肝理氣、通絡止痛的功效，成為一切膽囊及膽道疾病的特效穴。

針刺原理實驗也顯示出，膽囊穴能有效緩解膽道括約肌的痙攣，快速解除膽絞痛，並能促進膽汁和胰液的分泌，防止急性胰腺炎的發生，揭示了膽囊穴快速、有效止痛的作用機理和防止併發症的多種用途。

有人建議，膽囊結石患者在睡眠中適宜向右側臥，這樣，膽囊的底部在下，頸部在上，膽囊內的結石不大容易滑出，可避免結石嵌頓在頸部而突發膽絞痛。

11. 急性心肌梗塞特效穴——艾灸至陽穴

急性心肌梗塞是指急性持續性缺血、缺氧所引起的心肌壞死。心肌梗塞90%以上是由於冠狀動脈粥樣硬化，硬

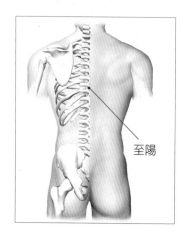

至陽

化的斑塊從血管壁上脫落，形成血栓而引起的，冠狀動脈閉塞 20～30 分鐘後，受其供血的心肌因嚴重缺血而發生壞死，稱爲急性心肌梗塞。

心肌梗塞發生常有一些誘因，包括過勞、情緒激動、大出血、休克、脫水、外科手術或嚴重心律失常等。常在安靜時突然發生心前區疼痛，疼痛部位和性質與心絞痛相同，而疼痛程度更重，持續時間更長，含用硝酸甘油片多不能緩解。疼痛持續時間可長達數小時或數天。患者常煩躁不安、大量出汗、十分恐懼，甚至有瀕死感。

75％～95％的患者出現心律失常，多發生在起病 1～2 週內，而以開始 24 小時內最多見。少數由栓塞、炎症、畸形等造成管腔狹窄閉塞，使心肌嚴重而持久缺血達 1 小時以上即可發生心肌壞死。

少數患者無疼痛，一開始即表現爲休克或急性心力衰竭。部分病人疼痛位於上腹部，被誤認爲胃穿孔、急性胰腺炎等急腹症，部分病人疼痛放射至頸部、背部上方，被誤認爲骨關節痛。

急性心肌梗塞發作前常會有一些「預兆」。德國柏林大學德克·穆勒博士領導的研究小組的研究發現，在急性心肌梗塞患者中，發病前，有 22％的人胸痛長達 2 小時；15％的人連續 30 分鐘呼吸困難；7％的人連續 2 小時感到

噁心或嘔吐；5％的人頭暈眼花或昏厥達10分鐘；8％的人出現持續1小時的其他不適症狀。

【標準定位】背部後正中線上，第7胸椎棘突下凹陷中。

【針灸方法】向上斜刺5～6分，大幅捻轉得氣後，用艾條灸10餘分鐘。

【經驗之談】心肌梗塞為心陽不振、氣血瘀滯所致。至陽穴屬督脈，「督脈為陽脈之海」，主一身之陽氣，具有調節全身陽經經氣的作用。「至」，有「極」、「最」之義，故至陽穴為陽中之陽穴。

刺之可激發督脈之經氣，使陽氣得復以振心陽，心陽振則氣血行，氣血行則百脈調和，心脈自然通暢。近代研究表明，針刺至陽穴對於心胸悶痛、胃部冷痛等疼痛都有很好的止痛效果，尤其是對心肌梗塞、心絞痛，不但有即刻止痛效果，而且可以減少發作。

12. 慢性胃炎特效穴——中脘穴

慢性胃炎是指不同病因引起的各種慢性胃黏膜的炎性病變。根據胃黏膜的組織學改變，分為慢性淺表性胃炎、慢性萎縮性胃炎、慢性肥厚性胃炎。無論何種胃炎都有上腹部悶脹、疼痛、噯氣頻繁、泛酸、食慾減退、消瘦、腹瀉等症狀。

慢性胃炎一般分為兩個類型：炎症病變比較表淺，侷限在胃黏膜表面一層（不超過1／3）者，稱作「慢性淺表性胃炎」；而炎症病變波及胃黏膜的全層，並伴有胃腺體

萎縮者，則稱爲「慢性萎縮性胃炎」。

　　肥厚性胃炎是在做胃鏡或X光線鋇餐檢查時，見到胃壁黏膜皺襞異常粗大，呈腦回狀扭曲，黏膜發紅，可伴糜爛，胃壁柔軟等胃壁「肥厚」的現象，故稱作「肥厚性胃炎」。

　　【標準定位】在上腹部，前正中線上，當臍中上4寸。

　　【針灸方法】用2.0～2.5寸毫針垂直刺入，進針約1.2～1.5寸深。當出現酸、麻、脹、沉等得氣的感覺後，將針退至皮下，扳倒針體用橫刺的角度向上脘穴透刺，使針感向劍突部放散。復將針退至皮下，掉轉方向，透刺建里穴，使針感向肚臍周圍傳導。再將針退至皮下，向左右兩側橫刺，直透陰都穴及梁門穴。使針感向上腹部和兩脇下放散。

　　【經驗之談】中脘穴內應胃腑，爲胃之募穴，手太陽、少陽、足陽明、任脈之交會穴，腑之會穴。又大腸、小腸皆屬於胃，故本穴可調理胃腸，是治療多種胃病、腸道病的必選主穴。中脘穴透刺手法獨特，取一穴而有五穴之功效，是治療慢性胃炎能夠取得特效的關鍵手法。透刺擴大了「得氣」的傳導範圍，自然和胃通逆、升清降濁、緩急止痛、糾正胃功能紊亂之力倍增，「氣至而有效」。

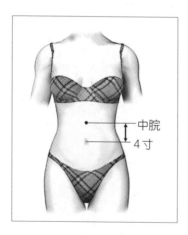

中脘
4寸

　　慢性胃炎患者不宜大量飲用啤酒，因爲一定量的啤酒，可抑制或減少胃黏膜合成前列腺素E，而前列腺素E能抑制

胃酸分泌，保護胃黏膜。

慢性萎縮性胃炎患者平時應適量進食山楂、橘子、蘋果等酸性食物，以彌補胃酸分泌不足。因爲胃酸除了能啓動胃蛋白酶、分解食物等助消化作用外，還能協助鐵、維生素 B_{12} 的吸收。

吸菸可影響胃黏膜的血液供應以及胃黏膜細胞的修復與再生，應當絕對禁止。

13. 慢性結腸炎特效穴——隔薑灸神闕穴

慢性結腸炎是結腸的慢性炎症，病變部位在結腸、乙狀結腸和直腸。症狀爲左下腹疼痛、腹瀉、裏急後重、大便中帶有黏液、腹中覺脹並且嚕嚕作響、便秘或泄瀉交替性發生，時輕時重、纏綿不斷，反覆發作。低位結腸和直腸有糜爛者可表現出大便帶少量血性黏液。

中醫認爲本病的實質是脾胃虛弱，寒從內生，因此中醫鼻祖張仲景直截了當地在《傷寒論》中指出，慢性結腸炎的病因是「臟有寒故也」。

艾葉「生溫，熟熱，純陽之性，能回垂絕之陽，通十二經，走三陰，理氣血，逐寒溫，暖子宮……以之灸火，能透諸經而除百病」。

【標準定位】在腹中部，臍中央。

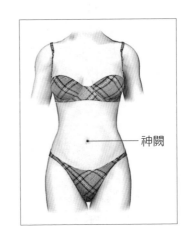

神闕

【針灸方法】取精鹽適量敷於神闕穴上，以填滿臍窩為度。上置0.3公分厚鮮薑1片，以針穿數孔，置大艾炷1枚，點燃施灸，燃盡則換新艾炷。每日灸治1次，每次灸10壯。此法為隔薑灸法。

【經驗之談】神闕穴是神氣通行出入的門戶，故神闕又有「命蒂」、「臍中」、「氣舍」等穴名，神闕穴為經氣之匯海，全身的經脈及五臟六腑、四肢百骸、五官九竅、皮肉筋骨無不與神闕穴有千絲萬縷的聯繫，被譽為「先天之本」、「生命之源」。

現代研究表明，臍部布有第10肋間神經前皮支的內側支，有豐富的神經末梢和神經叢，在皮膚中臍部的神經敏感度最強，外部的刺激可以由中樞神經系統迅速傳達全身。艾灸刺激了神闕穴周圍的神經，促進人體的神經體液調節作用和免疫機能，從而改善胃腸功能的活動，達到治病的作用。

灸治過程中需注意，如感覺過熱，可將薑片連同艾炷向上略微提起，或向旁邊稍作移動，或是加厚薑片或填加食鹽，謹防燙傷。如發現薑片焦乾，要及時更換薑片。灸治時，不必過於在意灸了多少壯，主要以臍部周圍皮膚是否潮紅、患者腹內感覺是否溫暖、舒適為觀察指標，如已達到，說明已「恰到好處」，如果尚未達到，可繼續灸治，不計壯數。

14. 腎絞痛特效穴——腎兪穴

腎絞痛又稱腎、輸尿管絞痛，是由於管腔的急性部分梗阻或某種病因使腎盂、輸尿管平滑肌痙攣所造成的。腎

絞痛發作的特點是發作突然、疼痛劇烈，疼痛從患側腰部開始沿輸尿管向下腹部、腹股溝、大腿內側、睾丸或陰唇處放射，一般持續幾分鐘或數十分鐘，持續數小時不緩解的比較少見。發作時常伴有噁心嘔吐、大汗淋漓、面色蒼白、輾轉不安等症狀，嚴重者可導致休克。一旦痙攣或梗阻解除，頓時「雨過天晴」，疼痛立即消失。

90%以上的腎絞痛是由輸尿管結石引起的，此外，血塊通過輸尿管和先天性腎盂尿管連接部狹窄也可引起腎絞痛，但此種情況較少見。

【標準定位】位於腰部，當第2腰椎棘突下，旁開1.5寸。

【針灸方法】直刺1.0～1.5寸，得氣後快速頻繁捻轉、提插，最後搖大針孔，留針30分鐘，每隔3～5分鐘重複手法1次。

【經驗之談】針刺腎俞穴均能立刻緩解腎絞痛，取得滿意療效。針灸對亢進的、興奮的、痙攣的組織器官有抑制作用。針灸腎俞穴能解除或緩解腎盂、輸尿管的痙攣，從而起到止痛的效果。

如果患者腎絞痛發作時，不能及時得到治療，如去醫院的過程中，可以自行一邊壓揉腎俞穴，一邊用熱毛巾或熱水袋熱敷腰部，有助於解除腎盂與輸尿管的痙攣性收縮，以減輕疼痛。水溫宜略燙一些為

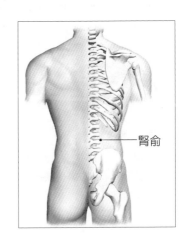

腎俞

好，但應注意不要燙傷皮膚。

凡有過腎絞痛發作者，應經常化驗小便，如發現有血尿，即使無絞痛發作，也說明病變仍存在。必要時，可做B超、靜脈腎盂造影、CT等檢查以明確病情。

15. 面神經癱瘓特效穴——地倉透頰車穴

面神經癱瘓俗稱「歪嘴巴」、「歪歪嘴」、「吊線風」。多在20～40歲發病，男性略多。與勞累有關，特別是冬季或「倒春寒」時發病較多。

多數病人往往於清晨洗臉、漱口時突然發現一側面頰動作不靈、嘴巴喎斜。病側面部表情肌完全癱瘓者，前額皺紋消失、眼裂擴大、鼻唇溝平坦、口角下垂，露齒時口角向健側偏歪。病側不能作皺額、蹙眉、閉目、鼓氣和撮嘴等動作。鼓腮和吹口哨時，因患側口唇不能閉合而漏氣。進食時，食物殘渣常滯留於病側的齒頰間隙內，並常有口水自該側淌下。由於淚點隨下瞼內翻，使淚液不能按正常引流而外溢。

中醫認為，本病多由於人體正氣不足，絡脈空虛，風邪乘虛侵襲頭面而發病。

如治療不及時，恢復不完全可產生面肌癱瘓攣縮、面肌痙攣或連帶運動等後遺症，故中醫有「三月不治」的說法，儘管不是絕對的，但也說明拖

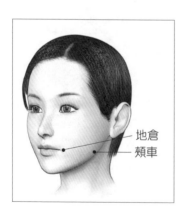

地倉
頰車

的時間越久，治療就越困難，效果就越差。

有統計資料顯示，本病的總治癒率爲90.69%，發病1週以內即開始針灸的患者，治癒率達95%。

【標準定位】位於人體的面部，口角外側，上直對瞳孔。

【針灸方法】用3.5寸或4.0寸毫針，進針後沿皮向頰車穴方向透刺，直達頰車穴皮下。

【經驗之談】一般主張在急性期，取穴宜少、手法宜輕、針刺宜淺，認爲「針太深則邪氣反沉」。也有人認爲，面癱初期不宜針刺面部穴位，以防降低面部神經興奮性而影響療效。

筆者於臨床，取地倉一穴透刺頰車穴，效果滿意，超出在急性期內不針刺以及在急性期內應用多針淺刺者。針刺手法採用進針後少捻轉、不提插，進針方向對準頰車穴，輕輕將針送入。留針時間可長於半小時。以後隨著針刺次數增多而逐漸加重針刺刺激。

針刺期間，戴好圍巾、口罩以避免寒風吹襲，也是千萬不能疏忽的防範措施，切記。

16. 糖尿病特效穴──降糖穴

糖尿病是由於胰島素不足或胰島素的細胞代謝作用缺陷所引起的葡萄糖、蛋白質及脂質代謝紊亂的一種綜合徵。其典型的症狀是「三多一少」：多飲、多尿、多食及體重減少，伴有全身疲乏無力。嚴重者可發生酮症酸中毒及高滲性昏迷，且易合併多種感染。隨著病程的延長，其

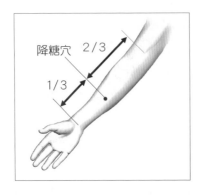

降糖穴　2/3

1/3

代謝紊亂可導致眼、腎、神經、血管及心臟等組織器官的慢性併發症。

從1991年起，世界衛生組織（WHO）和國際糖尿病聯盟（IDF）將11月14日定為「世界糖尿病日」，就是為了喚起人們對糖尿病在全世界「肆虐」的高度警惕，從而來預防糖尿病。

針刺治療糖尿病的作用已經得到證實：

①可使胰島素水準升高，胰島素靶細胞受體功能增強，從而起到降低血糖的作用。

②針刺後糖尿病人T_3、T_4含量下降，表明血液中甲狀腺素含量降低，減少了對糖代謝的影響，有利於降低血糖。

③針刺可使糖尿病人全血比黏度、血漿比黏度等血液流變異常指標下降，這對改善微循環障礙，防止血栓形成，減少糖尿病慢性併發症有重要意義。

④針刺能夠調整中樞神經系統，有利於糖代謝紊亂的糾正。

【標準定位】位於前臂掌側，腕關節至肘關節的下1/3處。

【針灸方法】向上成45°角斜刺2寸左右，上下提插，以針刺正中神經、前臂內側皮神經或前臂掌側骨間神經後出現的針感為宜。得氣後留針30分鐘。左右交替。

【經驗之談】本穴是平衡針灸療法中的降糖穴。平衡

針灸療法是由針刺神經幹、神經支，造成一種適當的刺激信號。這種刺激信號由神經，以最快速度、最佳路線傳遞到大腦中樞調控系統，這個人體內最高平衡系統接收了傳入的資訊後，迅速地進行自我調整，調動體內貯存的中樞遞質，再由神經系統對失調與病變部位的子系統進行對症性調控，釋放出大量的能量物質，對原來失調的病理狀態和物質代謝紊亂直接進行干預，由自我修復達到一個新的功能狀態。

降糖穴有歌訣：降糖穴位前臂下，正中神經必須扎，配穴胃痛腹痛穴，降脂降糖與降壓。

（胃痛穴定位：位於口角下1寸或下頜正中點旁開3公分。腹痛穴定位：位於腓骨小頭前下方凹陷中。）

17. 高血脂症特效穴──豐隆穴

高血脂症係指血漿中脂質濃度超過正常範圍。我國高血脂症患病率在7%以上，並呈明顯上升趨勢。

通常禁食12小時後測定血漿中血脂的濃度。目前，國內一般以成年人空腹血清總膽固醇超過572毫摩爾/升，三醯甘油超過1.70毫摩爾/升，診斷為高血脂症。將總膽固醇在5.2～5.7毫摩爾/升者稱為邊緣性升高。

血脂過高最主要的危害是導致動脈內膜脂質沉著，加速形成動脈粥樣硬化，對心腦血管疾病的發展和惡化起到推波助瀾的作用。

豐隆為足陽明胃經的絡穴，別走足太陰脾經，是除濕化痰、健脾和胃的要穴。近年來，單用豐隆穴治療高血脂

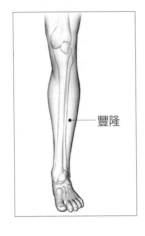

豐隆

症的報導日益增多。

【標準定位】在小腿前外側，當外踝尖上8寸，條口外距脛骨前緣2橫指（中指）。

【針灸方法】垂直進針，迅速刺入皮下，進針1.0～1.5寸深。待針下有沉、澀、緊的感覺時爲已得氣，得氣後再行捻轉，使針感傳至足背及第2、3趾，留針30分鐘。每天1次，10次爲1個療程，休息2～3天後行第2個療程。

【經驗之談】血脂過高，中醫視爲「痰濁」，是由於脾失健運、聚濕生痰、痰濁瘀滯脈絡所致。豐隆穴具有調和胃氣、祛濕化痰、通經活絡、補益氣血、醒腦安神等功效，被古今醫學家公認爲治痰之要穴。

如元代王國瑞《玉龍歌》：「痰多宜向豐隆尋」、明代樓英《醫學綱目》中也指出：「一切痰飲，取豐隆。」臨床也觀察到，針刺豐隆穴後，血脂偏高、形體肥胖、善忘語遲、思維遲鈍、癡呆嗜睡、頭脹眩暈等「痰濁」瘀阻的症狀隨之好轉或消除。

豐隆最善治「痰」，不僅高血脂症，但凡與「痰」有關的病症，如「痰濕犯胃」之噁心嘔吐、「痰濁阻肺」之咳嗽、哮喘、「痰濕留滯中焦」之脹滿納呆、「痰濕溢於肌膚」之腫脹、「痰濕流注經絡」之肢體麻木、半身不遂、「痰濕流注皮下、經絡」之皮下腫塊，如頸淋巴結核、「痰濕蔽於清陽」之頭痛、眩暈、「痰火上擾清竅」

之頭痛、「痰邪擾心」之心悸、神昏、「痰迷心竅」之登高而歌、棄衣而走、「痰阻舌絡」之舌強語謇、「痰火阻肺」之喉暗、「痰阻胸絡」之胸痹、「痰氣搏結」之梅核氣以及與痰有關的瘰疾等，皆爲本穴能力之所及。

18. 原發性血小板減少性紫癜特效穴——溫針灸八髎穴

原發性血小板減少性紫癜是指無明顯外源性病因引起的血小板減少，大多數是由於免疫反應引起的血小板破壞增加。

血小板計數少於100×10^9／升即爲血小板減少。血小板減少會引起不正常的出血。一般來說，血小板輕度減少（$80 \sim 100$）$\times 10^9$／升大多不會出血。血小板中度減少（$50 \sim 80$）$\times 10^9$／升，皮下就會出現出血點（面積小於3毫米）、創傷後出血不易止住、女性月經量增多等。

重度血小板減少（50×10^9／升），則大多數會出現較大面積的瘀斑，也就是常見的「烏青塊」，面積大於3毫米，且此起彼伏，常融合成片。

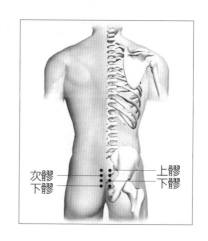

八髎穴包括上髎、次髎、中髎和下髎，左右共8個穴位。「髎」爲「骨空處也」（李時珍《奇經八脈考

•釋音》），因位於8個骶後孔中，故名「八髎」。

【標準定位】分別位於骶椎的第1、2、3、4骶後孔
中。

【針灸方法】直刺1.0～1.5寸，得氣後針柄上捏上艾
絨或插上艾條段，點燃灸之，不計壯數，共灸30分鐘，每
天1次。

【經驗之談】血小板減少是氣血大虛之證，氣虛則血液
不循常道而妄行脈外。八髎穴位於腰骶部支配盆腔內臟器官
的神經血管會聚之處，且督脈、任脈、沖脈都起於盆腔。督
脈「主一身之氣」，任脈「主一身之血」，沖脈則為「經脈
之海」，能調節全身氣血及五臟六腑的功能。用溫針灸有重
劑溫補之義。補之則氣壯，「氣壯則能攝血，血自歸經，而
諸症悉除矣」（汪昂《醫方集解·補養之劑》）。

有研究八髎穴針刺深度的報告稱，針刺深度不同，針
感和治療的病症也不同。如針刺深度在3～5分時，僅僅刺
激神經叢，針感侷限在針孔周圍。適宜於治療局部的風濕
痹痛。如針刺深度在1.0～1.5寸時，針感增強，向上可達
到腰部，向下可至膝蓋後面及小腿等部，適宜於治療腰骶
部或下肢疾患。如針刺深度在2寸以上時，針感可向少
腹、前陰、肛門、直腸等部位擴散。適宜於治療泌尿、生
殖系統及直腸、肛門的疾患。

19. 痛風特效穴──刺血拔罐阿是穴

痛風是由於遺傳性或獲得性病因導致嘌呤代謝障礙和
血清尿酸持續升高所引起的疾病。尿酸過量或尿酸排泄不

充分引起尿酸堆積，尿酸結晶堆積在軟骨、軟組織、腎臟以及關節處。在關節處的沉積會造成劇烈的疼痛。

痛風好發於中老年人、肥胖者和腦力勞動者、男性及絕經期女性，男女比例為20：1。以關節紅腫、熱痛、反覆發作、關節活動不靈活為主要臨床表現。通常拇指首先發熱紅腫，很快就疼痛無比、活動困難，再嚴重時會影響膝、腕及踝關節，造成關節畸形、僵硬。痛風常合併高血脂症、肥胖、高血壓和糖尿病。

【標準定位】疼痛最明顯處之中點。

【針灸方法】手持三棱針，對準痛點，快速點刺，使其出血，然後迅速拔上火罐。開始3天，每天1次，後改為隔日1次。此法為刺血拔罐法。

【經驗之談】中醫說「痛則不通」，氣血瘀滯使然，《靈樞・九針十二原》中載有「宛陳則除之」的治法。「宛」，通「鬱」，「宛陳」，是指鬱積陳久，也就是氣血瘀滯日久的病證。書中解釋說，「宛陳則除之者，去血脈也」。王冰注云「宛，積也；陳，久也；除，去也。言絡脈之中血積而久者，針刺而除去之也」。「針刺而除去之」就是刺血、放血，以消除局部氣滯血瘀的狀況，使局部血流恢復流暢，達到消腫、解毒、清熱、止痛的目的。

拔罐是利用其產生的負壓，最大程度地將其「瘀血」排出，因此拔罐的動作要快，刺後當針剛剛拔出，就應迅速將火罐拔上，以免針口血出不暢而影響療效。

日常生活中，首先要避免進食高嘌呤食物，如動物和家禽的心、肝、腎、魚卵、肉脯、沙丁魚、鹹豬肉、鯡魚、濃縮肉汁、鳳尾魚、馬哈魚、鵝肉、鴿肉、發酵的食

物等。其次要多喝水，保證尿量不少於2000毫升，以利尿酸排出。戒酒（尤其是啤酒）、忌辛辣食物。蝦類忌與維生素C同食，海鮮不宜下啤酒、忌與某些含有鞣酸較多的水果如柿子、葡萄、石榴、山楂、青果等同食。青黴素、四環素、大劑量噻嗪類及氨苯喋啶等利尿劑、維生素B_1和維生素B_2、胰島素及阿司匹林（每天劑量應小於2克）等，會影響尿酸的排泄，應禁用或少用。

如果在手、足、耳廓及關節周圍或身體其他部位出現皮下結節時，應去醫院做穿刺檢查或活檢，以發現結節中是否含有尿酸鹽結晶，這對確立診斷十分有價值。

20. 失語特效穴——雞爪刺廉泉穴

失語，是指喪失語言表達能力。語言功能受一側大腦半球支配，稱為優勢半球。優勢半球的語言中樞一旦受損，則出現不同類型的失語症。

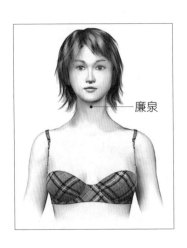

廉泉

臨床上以突然失語最為多見，雖然有很多疾病都可以引起失語，但大部分還是腦血管疾病所造成。以發病率高低來排列，依次為短暫性腦缺血發作、腦血栓形成、腦栓塞、腦出血、腔隙性腦梗塞、顱內靜脈和靜脈竇血栓形成等。

醫學研究發現，習慣用右手寫字、拿東西的人，其語言

中樞在左側大腦半球，左側大腦半球就是主側半球（優勢半球）。如果習慣用左手寫字、拿東西的人，其語言中樞則在右側大腦半球，那麼右側大腦半球就是主側半球（優勢半球）。所以，如果是左側半球受損，習慣用左手寫字、拿東西的人，不會失語。如果是右側半球受損，習慣用右手寫字、拿東西的人，不會失語。

【標準定位】位於頸部，當前正中線上，結喉上方，舌骨上緣凹陷處。

【針灸方法】用2寸毫針向舌根部斜刺1.0～1.5寸，行提插捻轉手法，得氣後強刺激行針1分鐘後，將針退至皮下，以30°角向左側斜刺1針，提插捻轉1分鐘後退至皮下，再向右側斜刺1針，提插捻轉1分鐘。針刺深度皆為1.0～1.5寸。留針30分鐘。此法為雞爪刺法。

留針期間進行發音訓練，可加快恢復發音。起初應先選擇簡單的發音反覆練習。

【經驗之談】本法的針刺手法獨特，當中1針，左右斜入2針，其針刺方向恰如雞爪，故稱為「雞爪刺法」，也稱為「雞足刺法」。雞足刺法的針感較強，作用較大，故《靈樞・衛氣失常》：「重者，雞足取之。」

「雞足刺」又名「合谷刺」法，「合谷刺，左右雞足，針於分肉之間，以取肌痹，此脾之應也」（《靈樞・官針》）。

也有人1穴用3針，中間者直刺，左右者分別向兩側斜刺，形同雞爪，也稱為「雞爪刺法」或「雞足刺法」。

廉泉穴，一名「舌本」，為治舌病（如舌腫、舌縱、舌縮）、失語之特效穴。

古有說廉泉穴爲舌下兩脈者，如《素問・刺瘧論》中說：「舌下兩脈者，廉泉也。」《素問・刺節真邪論》說：「或問取廉泉穴，二說不同，一說取頷下結喉上，一說取舌下兩脈，何者爲當？答曰：舌本者，乃舌根蒂也，若取舌下兩脈，是取舌梢也，舌標也，此法誤也。當取頷下者爲當，此舌根也。」舌根爲「舌本」，「舌本」乃廉泉之穴名也。

21. 白細胞減少症特效穴——溫針灸懸鐘穴

正常人的白細胞總數一般爲$5.0\sim10.0\times10^9$／升，若持續低於4.0×10^9／升則稱爲白細胞減少症。

白細胞減少症最常見是由中性粒細胞減少所致。當中性粒細胞絕對值低於$1.8\sim2.0\times10^9$／升時，稱粒細胞減少症。減少至低於$0.5\sim1.0\times10^9$／升時，稱粒細胞缺乏症，常伴有嚴重的難以控制的感染。

常見頭暈乏力、心悸失眠、四肢酸軟、少氣懶言、食慾減退或出現低熱等症狀，部分患者反覆發生口腔潰瘍、肺部感染或泌尿系感染。

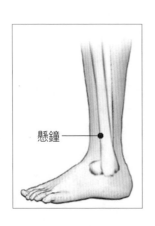

懸鐘

放療、化療後常出現白細胞減少，出現脫髮、口渴等氣陰兩虛的症狀，中醫認爲是熱毒侵犯人體，腎陰被劫所造成的。所以，儘管白細胞減少的原因很多，但關鍵是脾腎兩虛，而腎虛又爲關鍵中之關

鍵。

【標準定位】在小腿外側，當外踝尖上3寸，腓骨前緣。

【針灸方法】緩慢進針，使之得氣，然後緊按針柄，上下提插約2分鐘，使患者感到在穴位處有溫熱感，再施溫針灸法，日行7壯。隔日針1次。

【經驗之談】腎為先天之本，主「藏精」、「生髓」。而「精髓同類」（明代《類經》），「精血同源」，且互相轉化，正如隋代巢元方《諸病源候論》所說：「腎藏精，精者，血之所成也。」說明血可化為精。清代張志聰《侶山堂類辨》所說：「腎為水臟，主藏精而化血。」說明精可化為血。

現代研究，針刺懸鐘穴能增加白細胞的數目，且對嗜酸性粒細胞有特異性。

懸鐘為「八會」穴中之「髓會」，髓之病患正是懸鐘穴之所主。針後加灸，乃大虛必有內寒，灸之則氣血溫通，精生髓長，白細胞隨之增多，恢復正常之日可期也。

懸鐘穴別名為絕骨，其標準定位在「腓骨前緣」。然有學者從本穴與少陽經的聯繫、文獻記載、解剖學分析、臨床對比中觀察4個角度考證後提出，懸鐘穴定位於腓骨前緣較為妥當。此說與國家標準定位不符，但說理充分，存此留待日後進一步考證可也。

22. 椎─基底動脈性腦缺血特效穴──後頂穴

椎─基底動脈是大腦最重要的供血動脈，左右各有一

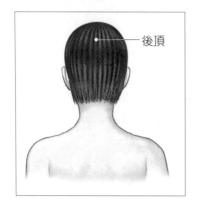

後頂

支，穿行於頸椎兩側的橫突孔，向上進入頭顱內，兩支血管在腦內合為一支，稱為「基底動脈」。從椎動脈和基底動脈又發出很多粗細不等的小血管，供應腦的枕葉、小腦、腦幹、丘腦及內耳等部位。

腦缺血發作時首先出現頭暈，有天旋地轉的感覺或周圍物體搖晃感，伴有噁心、嘔吐、耳鳴、聽力下降、視物不清或視物成雙影、視物變形、步態不穩、言語不清、聲音嘶啞、吞嚥困難、一側肢體無力伴對側嘴喎眼斜、面部麻木等。嚴重者可出現四肢無力、跌倒、神志喪失等症狀。

本病多與高血壓動脈硬化有關，多發於60歲以上的老年男性。常在體位改變、活動過度、頸部突然轉動或屈伸等情況下發病。原因是由於腦血管痙攣、血栓脫落、血壓波動等因素，使腦血流量減少而造成腦部缺血。

此外，心律不整、房室傳導阻滯、心肌損害亦可使腦局部血流量突然減少而發病，因此積極治療和控制心臟疾患，對預防腦缺血發作有一定的意義。

【標準定位】在頭部，當後髮際正中直上5.5寸（腦戶穴上3寸）。

【針灸方法】橫刺0.3～0.5寸。可灸。

【經驗之談】椎—基底動脈性腦缺血屬中醫「眩暈」範疇，雖有從「痰」、「瘀」入手的治法，但主要病因還

是一個「虛」字。如《靈樞・衛氣》中說：「上虛則眩。」

選用後頂穴治療眩暈，是因爲後頂穴屬於督脈，而督脈「總督一身之陽氣」，針刺後頂穴能振奮周身陽氣，使陽氣直上顛頂，改變了「上氣不足」的狀況，腦部得到陽氣的供養而眩暈自除。

現代研究發現，針刺後頂穴可以直接改善椎－基底動脈系統的血液循環，特別是改善腦幹部的血流，從而提高腦組織的氧分壓，改善腦部的供血、供氧而眩暈自然消除。

一說振奮陽氣，一說改善血流，說法雖有不同，但實質都是保證了腦部的供血、供氧，因此生活中也要處處注意，避免一切可能導致腦缺血的生活習慣。比如睡眠時不要「高枕無憂」，枕頭過高可能會影響椎動脈的血流，還可能刺激頸部的交感神經而誘發腦缺血。

睡眠中不要突然起床，突然起床會因爲體位變化太快引起腦缺血而暈倒。如果您患有頸椎骨質增生，那麼轉動頸部時要切記「緩慢」二字，轉動過快，萬一椎動脈受到頸椎骨刺的壓迫，會引起椎動脈痙攣而腦部突然缺血。

二、 泌尿、生殖、肛腸疾病

1. 尿路結石特效穴——中封穴

　　尿路結石是指尿的通路（包括輸尿管、尿道、膀胱）中長上了「石子」。結石的大小差別很大，大者直徑達5～6公分，如鴿子蛋大小，小者很小，如細細的黃沙一般。

　　當結石「原地不動」時，患者常沒有任何不適感，或僅覺輕度腰腹部脹墜感而被忽略。然而結石一旦稍有移動，便引起腰腹部絞痛，患者常呼天號地，抱腹打滾，還常伴有噁心嘔吐。由於結石是個「異物」，會引起尿路感染，出現尿頻、尿急、尿痛等尿路刺激症狀。

　　老年人尿路結石發生率相當高，是由於老年人骨骼脫鈣與骨質疏鬆，骨骼中的鈣質析出，結果尿內鈣含量增加而誘發尿路結石。

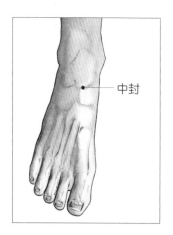

中封

　　【標準定位】在足背側，當足內踝前，商丘與解谿連線之間，脛骨前肌腱的內側凹陷處。

　　【針灸方法】針刺得氣後行龍虎交戰手法，即向左捻轉9次，再向右捻轉6次，反覆施行，留針30分鐘，每天1～2

次。

【經驗之談】龍虎交戰手法是由左右反覆交替捻轉的針刺手法。古人以左轉為「龍」，右轉為「虎」，左轉和右轉兩法反覆交替進行為「交戰」，故形象地稱為「龍虎交戰」法。

「龍虎交戰」法起源於明代徐鳳的《金針賦》。歷經汪機、李均、楊繼洲以及現代陸瘦燕、奚永江、管遵惠等醫家的實踐和發揮，使龍虎交戰手法的運用更加合理。

「龍虎交戰」手法的顯著特點就是「止痛」。有口訣曰：「龍虎交爭戰，虎龍左右施，陰陽互相隱，九六住疼時。」凡遇劇烈疼痛之症，如坐骨神經痛、偏頭痛、肩周炎、胃痙攣、膽囊炎、膽結石、泌尿系結石、急性腰扭傷、急性踝關節扭傷等，皆可用「龍虎交戰」手法。

中封穴屬肝經，而肝經「循股陰，入毛中，過陰器，抵少腹」，根據中醫理論「經脈所過，主治所及」的原理，中封穴不僅能利尿排石，還能主治疝痛、遺精、尿潴留等病症。

有研究指出，每日飲水2升以上，可有效降低結石發病率，飲水後適當運動，如跳繩、跑步、體操等有助於預防結石。

2. 尿失禁特效穴──溫針灸氣海穴

尿失禁以張力性尿失禁居多，是因為患者骨盆底部肌肉對尿道的控制能力下降，尿道括約肌的力量變得薄弱，抵擋不住膀胱積尿後增高的壓力的衝擊，「鎖」不住尿液

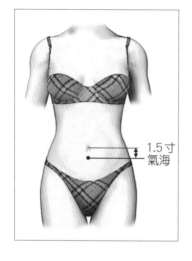

1.5寸
氣海

而不經意地漏出，尤其在大笑、大哭、提重物、咳嗽或打噴嚏時腹壓急劇增加而突然發生。中、老年婦女所患尿失禁，也屬於這一類，其主要原因是由於雌激素水準下降，尿道周圍組織血液循環減少，黏膜萎縮，膀胱基底後尿道支援組織及尿道口肌肉鬆弛所致。據報導，50歲以上的發病率已超過50%。

【標準定位】位於人體下腹部，前正中線上，當臍中下1.5寸。

【針灸方法】直刺1寸，得氣後在針柄上捏上艾絨，點燃灸之，約4～5壯，留針30分鐘。

【經驗之談】尿失禁責之於腎氣（陽）不足，腎氣（陽）不足則「膀胱不約」，膀胱不約則尿液漏出。治法當補益腎氣，腎氣充足則膀胱約束有力，何有漏尿之虞耶？而補益腎氣當首推氣海穴。氣海為「生氣之海」、「元氣集聚之所」。對於陽氣不足，生氣乏源所導致的虛寒性疾患，氣海穴具有卓越的溫腎益氣、扶正固本、培元補虛的功效。針後加灸，乃遵針灸前輩取氣海穴「治臟氣虛憊，真氣不足，一切氣疾久不瘥，悉皆灸之」之經驗。

至於如何判斷陽氣不足，有學者介紹經驗說，在氣海穴拔罐之後，局部皮膚的溫度會根據患者的陽氣不足的程度，表現出不同程度的低溫。陽氣不足的程度越深，局部

皮膚的溫度越低，以此可判斷患者陽氣不足的程度。

　　還有體虛而外邪侵襲所致的體虛感冒，如果在氣海穴拔罐之後，出現體溫升高的現象，這是患者陽氣來複，正邪相爭的好現象，預示著病勢已經出現轉機。此時如果選用大椎穴、肺俞穴拔罐，然後針刺足三里穴，患者體溫會很快下降。

　　另據美國哈佛醫學院的一份醫學報告指出，經常穿高跟鞋的女性易導致尿失禁。這是因為穿高跟鞋時腳前掌先著地，致使身體其他部位如膝關節、盆骨等處承受更多的重力。而盆骨如果長期承受過大的重力，會引起附近的肌肉，包括尿道外括約肌的退化，使尿道控制排尿的功能減弱，從而導致尿失禁。

3. 尿瀦留特效穴——溫針灸利尿穴

　　急性尿瀦留是指膀胱極度充盈，卻不能自行排尿的外科急症。患者常因尿意急切、小腹脹痛而輾轉反側，甚至痛苦地呻吟不止。

　　急性尿瀦留時尿液不能排出，造成膀胱極度擴張。如能及時解除，膀胱能夠恢復功能。如果時間過長，則膀胱肌肉將失去收縮的能力，所謂「無張力膀胱」，就會造成終生的極大痛苦。

　　排尿困難時容易引起尿路感染和腎功能減退。積存於膀胱內的殘餘是細菌生長的有利條件，不但可引起膀胱炎，還會上行感染引發腎炎。此外，由於尿瀦留膀胱內壓增高，使輸尿管和腎盂產生積水，逐漸壓迫腎實質使之萎

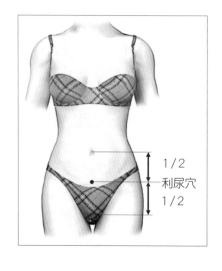

1/2
利尿穴
1/2

縮，影響到兩側腎，嚴重時，會引起腎積水，逐漸壓迫能實質使之萎縮，影響到兩則腎，嚴重時，會引起腎功能衰竭。

由於前列腺增生引起尿瀦留者並不少見，據文獻報導，前列腺增生患者中約有50%～60%發生急性尿瀦留，多在感冒、勞累、飲酒、憋尿、房事以及服用某些藥物或吃辛辣刺激食物後誘發。

【標準定位】在腹部前正中線上，當臍眼與恥骨聯合上緣連線的中點處。

【針灸方法】仰臥，直刺0.8～1.2寸，得氣後捏上艾絨或在針柄上插上艾段，灸3～5壯。

【經驗之談】中醫理論說「膀胱者，州都之官，津液藏焉，氣化則能出焉」（《素問·靈蘭秘典論》），尿不得出，當責之於膀胱。利尿穴深部即是膀胱之所在，針之、灸之可疏通三陰經絡，幫助膀胱氣化，調整膀胱功能，使膀胱逼尿肌恢復收縮而尿出。

膀胱氣化失司，不僅可為癃閉，也可為不禁。《素問·宣明五氣》中說得十分明白：「膀胱不利為癃，不約為遺溺」，皆氣化失靈也。既然病機相同，因此利尿穴也可治療尿頻或尿失禁。

又，止瀉穴與本穴同位。因此，針本穴又可止泄瀉。

4. 脫肛特效穴──艾灸竹杖穴

脫肛又稱肛管直腸脫垂，是直腸黏膜、肛管、直腸全層和部分乙狀結腸向下移位，脫出肛門外的一種疾病。多見於體質虛弱的小兒和老年人，身高瘦弱者也容易發生。幼兒發育不全，骶骨弧度較直，肛門括約肌肌力較弱，啼哭和腹瀉常誘發脫垂，以部分脫垂較常見。成人因內痔經常脫出也可誘發，以直腸黏膜脫垂為多。

女性因骨盆下口較大，分娩可使盆底筋膜和肌肉鬆弛，所以發病率高於男性。

早期在大便後有黏膜自肛門脫出，但可自行縮回；以後漸漸不能自行回復，需用手上托才能復位，並且常有少許黏液自肛門流出。大便後有肛門下墜感和排便不盡感，排便次數因此而增多。病情進一步發展，則在咳嗽、噴嚏、走路、久站或稍一用力時即可脫出。脫出後局部有發脹感，也可感到腰骶部脹痛。

脫出的黏膜上有黏液分泌，黏膜常受刺激可發生充血、水腫、糜爛和潰瘍，分泌液中會夾雜血性黏液，肛周皮膚受到黏液的刺激而引起瘙癢。

竹杖穴治療脫肛有不錯的療效。

【標準定位】位於腰部正中線，第2腰椎棘突上，在懸樞穴

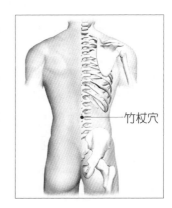

竹杖穴

與命門穴之間。

【針灸方法】手持艾條，點燃，置於穴位之上，灸治10分鐘，以局部皮膚發紅，穴位深處溫熱為度。

【經驗之談】竹杖穴為經外奇穴，因其以竹杖量取穴位而定名。《肘後備急方》中有記載：「……正立倚小竹，度其人足下至臍，斷竹，及以度後，當脊中，灸竹上頭處，隨年壯。」穴當人體後背正中線上，與臍相對之脊骨處。

近代《中國針灸學》載竹杖穴「主治腰痛、便血、吐血、衄血、痔瘡、脫肛、陰挺及慢性腸炎、腸結核等」。

血愁穴與本穴同位（據《針灸經外奇穴治療訣》），是一穴二名也。「竹杖」之名因取穴時以竹杖量取而得，而「血愁」之名因其善於涼血止血而命名，一從取穴，一從功效而已。

5. 痔瘡特效穴──火針點刺齦交穴

痔瘡是肛門直腸底部及肛門黏膜的靜脈叢發生曲張而形成的一個或多個柔軟的靜脈團。由於肛門內腫大、扭曲的靜脈壁變得很薄，排便時極易破裂，因此出現便血、感染、疼痛、排便不淨等種種症狀。

據有關普查資料表明，肛門直腸疾病的發病率為59.1％，痔瘡占所有肛腸疾病的87.25％，而其中又以內痔最為常見，占所有肛腸疾病的52.19％。早期的症狀主要是大便時出血，血量較多，有時點滴而下，血量有時如泉噴射，沒有疼痛或其他不適。發展到中期，大便後就會有痔

核脫出肛門外。一般便後可以
自己回復到肛門內。發展到晚
期，大便後痔核脫出回不到肛
門內，需要用手推回，或躺下
片刻後才能回復。嚴重時咳
嗽、用力、站立、行走等都會
脫出肛門外。

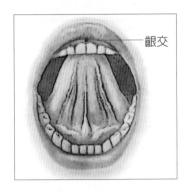

齦交

經常因分泌物增加，感到
肛門濕潤不適，內褲污染。中期到晚期，因痔表面逐漸纖
維化，一般出血量減少，而以脫出為主。

專家們提議，女性如患有痔瘡，應在懷孕前抓緊治
療。因為懷孕後，所分泌的激素易使血管壁的平滑肌鬆
弛，增大的子宮壓迫腹腔的血管，會使原有的痔瘡嚴重或
出現新的痔瘡。可怕的是痔瘡嚴重時有可能導致宮縮而引
發流產。

【標準定位】在上唇內，上唇系帶與上齒齦的相接處。

【針灸方法】先將火針置酒精燈上燒紅，一手牽引上唇
暴露齦交穴，另一手持燒紅之火針對準齦交穴或附近「痔
點」快速點刺，如有出血，用消毒乾棉球按壓即可。

【經驗之談】痔的生成與任脈、督脈、陽明脈的經氣息
息相關，且痔生於下，反應於上，大多在齦交穴處或下方
有一芝麻粒狀大小不等的粉白色贅生物（可稱為「痔
點」），以火針點刺該處，可起到「斷其源，截其流」的
作用，療效尤顯。尤其是對止痛、消腫和止血，點刺後即
可顯效。

痔取齦交穴，為「下病上取」法，如有「痣點」，即

點刺「痣點」，如無「痣點」，則點刺齦交穴，點到為止，療程短，療效好。點刺後配合提肛運動和舉骨盆運動，有助於恢復和預防復發。

此外，火針必須燒紅，燒得不紅「傷人」，切記！

6. 前列腺增生特效穴──點刺放血至陰穴

前列腺增生又稱為前列腺肥大，多發生於50歲以上的老年男性。據歐美國家統計，在老年男性中其發病率高達80%以上。我國從50歲開始，發病率由50%往上逐年遞增。

前列腺增生是個緩慢的過程，首先感覺到排尿次數增多，無論白天或晚上，排尿時間間隔縮短，總覺得時時有尿意。排尿時感覺不暢，排尿時做好了準備以後，還要好一會兒，尿液才「姍姍來遲」，而且尿流變細，流出緩慢，射程變短，有時僅在腳跟處滴瀝而下。嚴重的常在夜間尿液不受控制，甚至白天也會有這種現象發生。

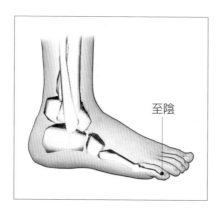

至陰

根據前列腺增生所出現的症狀也可分為三期。

第一期：又稱症狀刺激期，主要有夜尿頻、後尿道會陰部不適、排尿時間延長、尿線變細等症狀，此期殘餘尿量多少於50毫升。

第二期：又稱殘餘尿

發生期，上述症狀加重，同時出現排尿時需用力鼓肚子，殘餘尿量在50～150毫升之間，並伴有殘尿感，可出現突發的急性尿瀦留或感染。

第三期：又稱失代償期或膀胱擴張尿閉期，殘餘尿量大於150毫升。由於膀胱內殘留尿液過多迫使尿液從尿道溢出引起充溢性尿失禁。有時併發結石和感染。除尿頻、排尿困難外，還可出現血尿和尿痛。

【標準定位】在足小趾末節外側，距趾甲根角0.1寸。

【針灸方法】用三棱針點刺出血後，擠出血0.5～1.0毫升。左右交替，每日1次。

【經驗之談】從經絡辨證來分析，該病的病變部位在腎與膀胱兩經，所以取穴以腎與膀胱兩經的穴位為主。至陰是膀胱經的井穴，「病在臟者取之井」，且「至陰主……小便不利」（《普濟方》），故點刺至陰穴出血，可清利濕熱、鼓舞膀胱氣化，從而達到治療前列腺增生的目的。

前列腺是一個對酒精十分敏感的器官。飲酒後，前列腺在酒精的刺激下，局部的毛細血管迅速地擴張、充血，細胞組織間的液體滲出增多，細胞出現水腫。所以，飲酒後感到下腹部或會陰部墜脹不適或酸脹痛以及睾丸牽拉疼痛、尿道刺癢等症狀。

7. 陽痿特效穴──懸灸陰莖穴

陽痿是指性交時陰莖不能有效地勃起導致性交不滿足，有各種各樣的表現。有的在任何情況下陰莖都不能勃

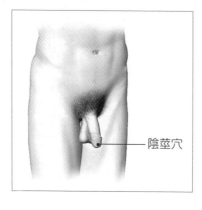

陰莖穴

起。有的在性交時不能勃起，但在睡眠中、清晨醒來時能自發勃起。有研究資料顯示，在適齡男性中，患病率約為10%。

醫生將陽痿分為功能性陽痿和器質性陽痿。從起病緩急看，功能性陽痿一般起病突然，進展迅速，而器質性陽痿通常都是逐漸起病，進展緩慢。從發病誘因方面看，功能性陽痿與精神因素關係密切，如恐懼、抑鬱、焦慮、精神創傷、內疚、夫妻感情不和、性知識缺乏、手淫過度等。器質性陽痿多與性器官解剖上的異常、外傷、藥物中毒、某些慢性疾病等有關。

男性陰莖勃起是一個複雜的生理過程，涉及各方面，諸如神經因素、精神因素、內分泌功能、性器官等，其中大腦皮質的性條件反射起著尤為重要的主導作用。患有高血壓、心臟病、糖尿病以及酗酒、抽菸過度、過度疲勞、長期煩惱、嚴重抑鬱、出現事業或人際關係或經濟方面的危機等，還有長期服用某些有抑制性功能作用的藥物，如降壓藥，都可導致陰莖不能勃起或勃起無力。

美國波士頓大學醫學院的研究發現，陽痿和心臟病都是機體的某個器官血流不足，所以陽痿實際上可能是心血管疾病的早期警告信號，因為陰莖比心臟對血流的減少更敏感。由此揭示了為什麼適度的體育鍛鍊能夠防治陽痿的科學道理。

【標準定位】位於陰莖龜頭最前端。

【針灸方法】手持艾條，點燃，置於陰莖龜頭最前端的上方約1寸處，灸約10～15分鐘，以龜頭部有溫熱感而無灼痛爲佳。每天1～2次。治療中絕對禁止房事或手淫2個月。

【經驗之談】陰莖穴爲經外穴（別名「勢頭」），顧名思義，能主治陰莖之病患。艾條燃燒時有時難免會有滾燙的灰燼落下，有時也會有火星蹦出，因此灸治時可在龜頭上覆蓋一層薄布，以免燙傷。

陽痿通常取關元、氣海、中極等穴，但不如本穴來得直接，灸治不僅使龜頭充血，而且整個陰莖溫暖、血管擴張，而這是陰莖勃起最重要的基本條件。效果快的在第一次灸治過程中就能勃起，大多數數次灸治後即能勃起。

古代用此穴治療癲疾及陰縮，不過《肘後方》中還沒有穴名，只有部位：書載「治卒癲疾方，灸陰莖上宛宛中三壯，得小便通，則癒。」至《類經圖翼》中已明確爲「陰莖穴」，並列作經外穴，除主治癲癇之外，還增加了陰縮的病症。由此看來，本穴治療陽痿是現代針灸臨床經驗的新發展。

8. 縮陽症、縮陰症特效穴——隔薑灸中極穴

縮陽症是指男性的陽具內縮，縮陰症是指女性的陰器內縮。縮陽症發作時，其主要症狀爲陰莖麻木、疼痛，繼而感覺陰莖變小、內縮。縮陰症發作時，感覺陰部發涼，陰唇和乳頭逐漸內陷。

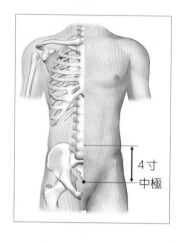

4寸
中極

據海南省調查報告說：「發現罹患率為3.2%；病者多為男性青少年，30歲以下者占85.8%，男性約占80%。」

中醫透過仔細的觀察，發現本病的流行多在春寒料峭、風雨肆虐之際，個案也多在外感寒涼，如久臥冰冷之地，或天寒入水，或嗜食生冷，或性交受涼之後發作，並根據縮陽症、縮陰症發作時出現的陰莖內縮、小腹攣痛、陰部發涼抽動、畏寒肢冷等一派寒象，認為是寒邪侵犯肝腎之經所致。小兒稟賦陽虛，復又感寒，寒則收引而外陰縮入，發病機制與成人相同。治療則針鋒相對，以熱攻寒，用艾灸之熱以及中藥藥性之熱，溫腎暖肝，寒邪盡而病癒。

【標準定位】位於下腹部，前正中線上，當臍中下4寸處。

【針灸方法】切取2～3分厚薑片，置於中極穴上，捏成小艾炷，放於薑片上，點燃灸之，直至陰部轉暖，不再內縮為止。

【經驗之談】縮陽症與縮陰症機理相同，唯發病時女性以縮乳為主，而男性以陽具內縮更為突出。這是因為足厥陰肝經既包繞陰器，又上行至胸乳，女性乳房豐隆而外陰平隱，故發病時縮乳的感覺更為明顯。而男性胸部平坦而陰莖、陰囊凸出，故發病時縮陽的感覺更為強烈。

中極穴屬任脈，出自《素問‧骨空論篇》。中極穴的

穴名解甚多，然大多人云亦云，與臨床無涉，獨《針灸大辭典》言中極穴：「內應胞宮、精室，為人體尊貴之處。猶天體垂布之象，極高極尊。穴居人體自項至踵長度之折中處，故名中極。」「內應胞宮、精室」正是中極穴之所以能夠取效之肯綮。

9. 增強男女性能力特效穴——隔薑灸關元穴

　　據多項調查統計，已婚女性中提不起「性趣」的占26%～30%。性慾太低不僅導致性生活不和諧，也使女性乳腺小葉增生的發病率升高，患乳腺癌的危險性也隨之大大增加。

　　性生活對老年人的健康和長壽尤其具有重要的意義。因為性生活能促進人體性激素的分泌，防止鈣流失、骨質疏鬆，促進皮膚中蛋白質的合成，防止男性陰莖和女性陰道的「廢用性萎縮」。

　　性生活使老年男女雙方精神愉快，從而遠離老年性抑鬱症。性交還能有效地防止老年性陰道炎和細菌性陰道炎，因為男性精液中的「胞漿素」能抑制有害細菌核糖核酸的複製，從而對女性陰道具有消炎的作用。

　　性生活還能改善皮膚

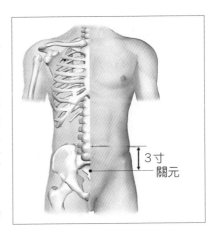

3寸
關元

微循環，減輕皮膚萎縮，保持皮膚彈性而延緩衰老。

【標準定位】在下腹部，前正中線上，當臍中下3寸。

【針灸方法】仰臥，腹部自然放鬆，手持艾條，點燃，對準關元穴施灸，距離以患者感覺溫熱舒適，略有灼熱感為度。每晚睡前施灸30分鐘左右。

【經驗之談】關元穴之所以能提高男女性能力，是因為此穴最善補虛益損，此外還「主治積冷，諸虛百損，臍下絞痛漸入陰中，冷氣入腹，少腹奔豚，夜夢遺精，白濁，五淋，七疝，溲血，小便赤澀，遺瀝，轉胞不得溺，婦人帶下瘕聚，或血冷，月經斷絕，積冷虛乏皆宜灸，孕婦不可針，針之落胎……治陰證傷寒及小便多，婦人赤白帶下，俱當灸此」（明代名醫張景岳語）。所主之症甚多，然不脫「虛」、「寒」二字而已矣。

三、 婦科疾病

1. 痛經特效穴——三陰交穴

痛經是指經期前後出現小腹或腰部疼痛，甚至痛及腰骶的現象。表現為婦女經期或行經前後出現週期性下腹部脹痛、冷痛灼痛、刺痛、隱痛墜痛、絞痛、痙攣性疼痛、撕裂性疼痛，疼痛延至骶腰背部，甚至涉及大腿及足部。約有50%以上病人伴有全身症狀，如乳房脹痛、肛門墜脹、胸悶煩躁、悲傷易怒、心驚失眠、頭痛頭暈、噁心嘔吐、胃痛腹瀉、倦怠乏力、面色蒼白、四肢冰涼、冷汗淋漓、虛脫昏厥等症狀。

原發性痛經在月經初潮後半年內發生的很少見，據報導，75%發生在月經初潮後的一年內，13%發生在第二年內，5%發生在第三年。

引起繼發性痛經的常見病因有子宮內膜異位症、子宮肌腺瘤、子宮頸或宮腔粘連、生殖道畸形、盆腔炎症等生殖器病變，多在行經數年後出現痛經。

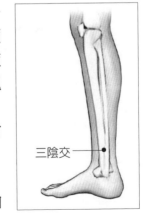

三陰交

【標準定位】位於小腿內側，當足內踝尖上3寸，脛骨內側緣後方。

【針灸方法】直刺1.0～1.5寸，得氣後將針提至皮下，調整針尖向

上，行提插、捻轉手法，使針感上行至下腹部。留針30分鐘，留針期間每隔5～10分鐘運針1次。

【經驗之談】三陰交爲人體大穴，是全身「十總穴」之一。「三陰交」者，三條陰經相交之謂。即足太陰脾經、足少陰腎經、足厥陰肝經交會於此。因此，三陰交穴的作用十分廣泛。既能健脾滲濕、生血養血，又能益腎通陽、溫煦五臟六腑，還能疏肝理氣、活血調經。

考婦科疾病千變萬化，總不離脾、腎、肝三臟功能失職所致，三陰交穴能作用於脾、腎、肝三臟，使脾濕得除、氣血轉旺、腎氣漸充、溫煦全身、肝氣得疏，情志暢達，如此則沖任調暢，氣血流通，經血按時而下，自然無病一身輕，渾身通泰。

正因爲三陰交穴如此強大的功能，歷代醫家都認爲，凡經期超前、延後、月經過多、過少、痛經、白帶過多以及經前綜合徵、更年期綜合徵等婦科疾病皆爲要穴。經過歷史的考驗，終因善治婦科疾病而獲「婦科三陰交」之美譽。

2. 閉經特效穴——長強穴

閉經是指月經閉止不行。女性年滿18歲而月經尙未來潮或是已經有規律的月經來潮而連續3個月以上不來月經的，都叫閉經。

從未有月經來潮的稱爲「原發性閉經」，約占閉經總數的5%，多爲先天發育異常。月經已來潮後停止6個月未來潮者稱爲「繼發性閉經」，約占95%。

中醫將閉經稱為「女子不月」、「月事不來」、「血枯」、「血隔」。多由先天不足，體弱多病，或多產房勞，導致腎虛精虧、氣血虛弱而使月經閉止不行。腎虛精虧者除閉經外，還有月經初潮較遲、經色淡紅、經量較少並逐漸減少直至經閉、眩暈耳鳴、腰膝酸軟、口乾、手足心熱或潮熱汗出、舌淡紅少苔、脈弦細或細澀等症狀。

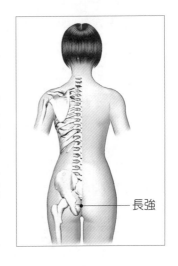

長強

氣血虛弱者除閉經外，還有月經後期、經色淡紅、經量較少並逐漸減少直至經閉、頭暈乏力、面色不華、健忘失眠、氣短懶言、毛髮及肌膚缺少光澤、舌質淡，脈虛弱無力等症狀。

【標準定位】位於人體的尾骨端下，當尾骨端與肛門連線的中點處。

【針灸方法】斜刺，針尖向上與骶骨平行刺入1寸，伏臥、抬臀取穴。行強刺激手法，留針20～30分鐘，留針期間每隔5～10分鐘行針1次。

【經驗之談】長強穴具有溫經通陽、活血化瘀、消壅散結之功效。《十四經要穴主治歌》：「長強惟治諸般痔」，《勝玉歌》「痔疾腸風長強欺」，都說明長強是主治肛門疾患（如痔漏、肛裂、脫肛、便血等）的要穴。其實，長強治療前陰疾患（如遺尿、遺精、陽痿等生殖泌尿系疾患）效果十分顯著。

長強穴治療閉經的療效也堪稱滿意，這是因爲長強穴屬督脈，督脈爲「諸陽之會」，脈長而氣盛，又位居督脈之首，爲純陽之初始，其氣尤爲強盛，「長強」之名，由此而來。長強又爲足少陰腎經所結，別走任脈，由於沖脈、任脈、督脈同出胞宮，因此，針刺長強對於體虛閉經者，可溫陽益氣、補精生血、活血通經；對於瘀血、痰凝所致閉經者，可去瘀化痰、調理沖任、邪祛經通，所以不論何種原因所致的閉經，針刺長強都有較好的療效。

3. 月經過少特效穴──盒灸八髎穴

女性月經量一般每次80～100毫升爲正常，如果每次月經量少於50毫升，或點滴即淨，或經期不足2天者，稱爲「月經過少」。中醫古籍中稱爲「經水澀少」。

怎樣判斷月經量是否正常呢？一般來說，每個月經週期衛生棉的用量不應超過2包（10片／包），如果1包都用不到，而且每片上的血量很少，就屬於月經過少。

月經是由於子宮內膜受激素影響，發生增生、剝落、出血、再生而形成的，如先天性子宮發育不良、子宮內膜結核、炎症等，都可能引起月經過少。

長期服用避孕藥、治療精神病藥、抗腫瘤藥、治療子宮內膜異位症類藥物（如他莫昔芬、丹哪唑、內美通等）、雷公藤片、溴隱亭等可能引起月經減少。

不少婦女在人工流產手術後月經明顯減少，有的甚至閉經。其原因是子宮頸內膜或子宮內膜在人流刮宮時受損，術後發生粘連。粘連範圍大可致閉經，範圍小可使月

經減少。

【標準定位】八髎穴由上髎、次髎、中髎和下髎，左右共8個穴位組成，分別位於第1、2、3、4骶後孔中。

【針灸方法】俯臥，自然放鬆，將灸盒放於八髎穴上，點燃艾絨灸治，以局部微有灼熱感，外觀皮膚微紅、發熱，小腹有溫暖感爲佳。每次施灸30～40分鐘，連灸3個月爲1個療程。

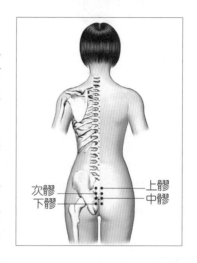

次髎　　　　　　　　　　上髎
下髎　　　　　　　　　　中髎

【經驗之談】月經過少一爲「虛」，二爲「寒」。「虛」則血少，而女子以血爲本，一月之期，「血海」滿溢而下是爲月經。今血少，至期而「血海」尚未充盈，能「溢出」者幾何？故經少。又血得溫則行，得寒則凝，血爲寒滯，則流行不暢，以致經量減少。寒邪阻滯，經絡不通，小腹部必然冷痛。

八髎穴位於腰骶部，與腎、督脈關係密切。督脈與任脈、沖脈同起於胞中，所謂「一源三歧」。督脈爲「陽脈之海」，陽旺則陰寒自散，氣有餘則血得自生。

八髎穴是生殖系統疾病的敏感反應區，以次髎穴爲最明顯，且八髎穴位居腰骶，內應子宮，故其效更捷，用灸只是加強驅寒溫通之力而已。

如先針八髎穴，再用灸盒灸治，較佳。如針後在針柄上捏上艾絨行溫針灸，也可。

4. 月經過多特效穴──雀啄灸隱白穴

月經過多是指月經週期及經期持續天數均正常但經量過多，一般認為經量超過 100 毫升（也有專家認為超過 80 毫升）即可診斷為月經過多。按照經驗，如果每 2 個小時就得更換一片衛生棉，一天之內就差不多得用 12 片衛生棉，而且每次月經來潮都超過 7 天，就可以判斷為月經過多。

據資料統計，女性中子宮肌瘤的發病率很高，達 20%～25%，發生於肌間和黏膜下的子宮肌瘤將引起月經過多。

宮頸息肉是宮頸黏膜或宮頸口處在炎症的刺激下的微小增生，由於感染等因素，宮頸處血管充血而導致月經過多。如果出現性交後出血等症狀，要及時請婦科醫生檢查，因為有可能患上了子宮頸癌。

【標準定位】在足趾末節內側，距趾甲角 0.1 寸。

【針灸方法】把艾條的一頭點燃後，懸於一側隱白穴上 1.5 公分處，每次懸灸 15～20 分鐘，以隱白穴周圍皮色轉紅有熱感為止。先灸一側，然後灸另一側，也可兩側同時灸治。

每次月經來潮前 3 天開始灸治，每日 1～2 次，出血停止後可再繼續灸 1～2 天，以鞏固療效。

【經驗之談】灸時患者常常會感到小腹部原有的繃緊拘急感或空

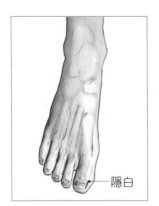

隱白

虛感消失，心情也隨之開朗，經量往往於灸後不久即明顯減少。

月經過多多因脾氣虛弱，脾不攝血，血不循經而妄行所致。隱白穴是脾經的起始穴，又是脾經的井穴。灸隱白穴使脾氣漸旺，脾氣漸旺則生化有源、統攝有權，血循常道，經量自然恢復正常。

有報導，針刺隱白穴治療月經過多也取得滿意的效果。有專家介紹經驗說，用毫針點刺偏癱患者的隱白穴，使癱瘓肢體抽動數次，對加強功能恢復、改善患肢血液循環大有裨益。如用大拇指掐偏癱患者患側的隱白穴，觀察肌肉的反應，可作爲偏癱患者預後如何的判斷標準。

如果肌力爲0級（一般將肌力分爲0～5級，0級爲完全癱瘓，不能做任何自主運動），掐隱白穴時肌肉出現抽動，則表示預後比較好，如無抽動，則預後較差，醫者、患者都應做好充分的思想準備。

5. 經行水腫特效穴——復溜穴

女性每逢月經來潮前或行經時面目或肢體浮腫，經後自然消退，稱爲經行水腫。本病一般在月經來潮前3～5天即開始水腫，當月經來潮後，出現排尿增多，同時水腫及其他伴隨症狀均明顯減退，甚至消退，一如常人。

水腫開始時感到顏面部發脹，接著一般在清晨發現眼瞼水腫，下午則眼瞼水腫稍有減退，但下肢和足部凹陷性水腫明顯。這是因爲長時間站立、步行或久坐，下肢一直處於較低的位置，由於重力的作用使下肢靜脈血液回流困

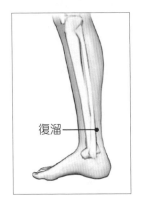

復溜

難，血液在靜脈內淤積，血管內壓力增加，造成水分滲透到血管外皮下組織，因而到了下午及晚上，水腫會較清晨和上午明顯一些。

由於水腫，體內「儲存」了大量的水分，基礎體重可增加1～3公斤。

水腫期間小便化驗正常，也沒有任何器質性的病變，是經行水腫的特點。有的伴有煩躁易怒、乳房脹痛、腰酸等不適，有的伴有下腹冷痛、月經色紫或有瘀塊等症狀。

據臨床觀察，經行水腫與工作及生活上有較大壓力有一定的關係，常常出現焦慮和容易失眠。醫學上的解釋是精神上的壓力會造成人體激素的分泌紊亂，從而分泌過多的血管升壓素，導致腎臟吸收較多的水分和鹽分，因此容易發生水腫。

【標準定位】在小腿內側，太谿直上2寸，跟腱的前方。

【針灸方法】直刺1寸左右，得氣後，將針提至皮下，調整針尖指向膝關節方向，再次刺入，得氣後留針30分鐘。留針期間，每隔10分鐘行針1次。於月經前8～10天開始治療，每天1次，月經來潮後停止治療。

【經驗之談】「腎主水」，腎虛則水無所主而妄行，泛於肌膚，發為水腫。復溜穴屬足少陰腎經，治療水腫早有記載。考復溜穴名，「復」，反覆，往復、再次、重來之義，「溜」，液體向下流為「溜」。僅穴名就已告訴

您，復溜穴能通調水道，恢復水液之正常流動，水液正常流動自無水腫之患。針灸前輩多用復溜穴治療水腫，且取得顯著療效，因此有云：「復溜治腫如神醫。」（《靈光賦》）不僅經行水腫，凡由腎虛引起的一切水腫，復溜當爲首選。

6. 白帶過多特效穴——灸帶脈穴

白帶是女性陰道分泌物，由前庭大腺、子宮頸腺體、子宮內膜的分泌物和陰道黏膜的滲出液、脫落的陰道上皮細胞混合而成。白帶中含有乳酸桿菌、溶菌酶和抗體，故有抑制病原菌生長的作用。

白帶的多少與體內雌激素水準增高成正比。如排卵期或妊娠期白帶增多，在子宮內膜生長過長的情況下，或應用雌激素藥物後均可出現類似的白帶增多。

引起白帶增多最常見的疾病是黴菌性陰道炎、滴蟲性陰道炎、老年性陰道炎、慢性宮頸炎。

【標準定位】位於側腹部，當第11肋骨游離端下方垂線與臍水平線的交點上，肝經章門穴下1.8寸處，側臥取穴。

【針灸方法】手持艾條，點燃，將艾條對準穴位，點燃的艾頭與皮膚的距離約2公分左右，整根艾條稍傾斜，約與局部皮膚成45°角，以局部灼熱泛紅爲度，約灸30分鐘左右，每日1次。

【經驗之談】帶脈穴爲足少陽膽

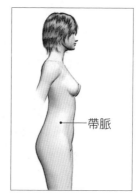

帶脈

經與奇經八脈的交會穴，帶脈穴與督脈之命門穴橫向聯
繫，環腰一周，如束帶然，爲帶脈之所過，又主治帶脈及
婦人經帶疾患，脈穴同名，故稱「帶脈」。取之可益氣固
攝，調理任督。

《醫宗金鑑》載，帶脈穴「主治……婦人赤白帶下等
證」。《資生經》載：「一婦人患赤白帶下，有人爲灸氣
海，未效。次日爲灸帶脈穴，有鬼附耳云：『昨日灸亦
好，只灸不著我，今灸著我，我去矣，可爲酒食祭我。』
其家如其言祭之，遂癒。」今人看來，誰也不會相信有鬼
之說，但灸氣海穴未效，灸帶脈穴遂癒，當非虛言。

儘管帶下的臨床表現不一，但凡帶下，皆取帶脈穴。
如帶下色白、淋漓不斷、面色萎黃、神疲肢冷、腹脹冷
墜、納少便溏、唇舌淡紅、苔白膩滑、脈緩而弱，中醫稱
之爲「脾虛帶下」者，除帶脈穴外，加灸三陰交穴或脾俞
穴，加強健脾益氣、升陽除濕的作用。

如白帶清冷、腰膝酸軟、少腹冷墜、溲清便溏、舌質淡
紅、舌苔薄白、脈沉遲或五心煩熱、失眠多夢、舌質淡紅、
少苔、脈細數，中醫稱之爲「腎虛帶下」者，除帶脈穴外，
加灸關元穴或腎俞穴，加強固腎培元、固澀止帶的效果。

7. 急性乳腺炎特效穴——點刺放血少澤穴

急性乳腺炎是乳腺的急性化膿性感染，多見於哺乳期
的初產婦。最主要的原因一是乳頭皸裂，致病菌（主要是
金黃色葡萄球菌）趁機興風作浪。二是乳汁鬱積。

局部出現紅、腫、熱、痛，開始時乳房不能觸碰，疼

痛逐漸加劇，連觸摸都會引起劇烈的疼痛。如併發感染，乳房腫塊進一步增大，有波動感，同時腋下淋巴結腫大、疼痛和壓痛，繼而出現寒戰、高熱、白細胞增高等全身症狀。

【標準定位】在手小指末節尺側，距甲根角0.1寸。

【針灸方法】常規消毒後，用一次性採血針或三棱針快速點刺，出血3～5滴。

【經驗之談】急性乳腺炎的治療以「通」爲要，點刺少澤穴既能疏泄肝氣的鬱結，又能瀉胃經之積熱，使經絡得以疏通，鬱結得以破除，氣血得以調和，少澤穴爲手太陽小腸經之井穴，水之源頭曰「井」，「井之爲義，汲養而不窮」。井穴是十二經脈之「根」，陰陽經脈之氣相交之所，有疏通氣血、開竅醒神、泄熱清神的作用。歷代都將少澤穴作爲急性乳腺炎（乳癰）的特效穴。如《玉龍歌》：「婦人吹乳癰難消，吐血風痰稠似膠，少澤穴內明補瀉，應時神效氣能調。」

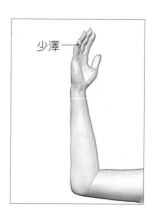

或曰：少澤穴屬小腸，其經脈不過乳房，如何治得乳癰耶？《靈樞·邪氣臟腑病形第四》：「滎輸治外經，合治內腑。」「合」，指下合穴，即六腑有病取其所屬的下合穴進行治療。又《靈樞·本輸》載：「大腸、小腸皆屬於胃」，足

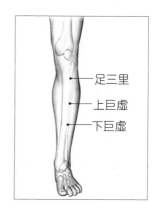

三里穴下3寸是大腸的下合穴上巨虛，再下3寸是小腸的下合穴下巨虛，小腸經就是通過下巨虛與胃相連。這就不難理解爲什麼點刺小腸經的井穴少澤可以治療乳癰，也可以治療產後缺乳，可見少澤穴通乳、生乳的功效非同一般。

另外，配合吸乳器吸出乳汁，對解除乳房脹痛、縮短痊癒時間有很大的幫助。如無吸乳器，可先用雙手向乳頭方向反覆揉動和擠壓，再用嘴含住乳頭吮吸，以吸出乳汁而保持排乳通暢。

8. 乳腺小葉增生特效穴——圍刺乳房腫塊

乳腺小葉增生又叫乳房纖維囊性增生症。該病的發病率很高，約占女性乳房疾病的2／3以上，從青年到中年均可發生，一般多發生於中年婦女。該病的產生是由於雌激素產生過多，與黃體素的比例失衡，乳腺組織增生後不能完全復舊，造成乳腺結構紊亂，導致乳腺小葉的增生。常發生於雙側乳腺，但其中一側常常更加明顯一些。患者常感覺乳房脹痛，特別是月經來潮前一週內較嚴重。

該病可通過乳腺鉬／銠雙靶X光線檢查進行診斷。

【標準定位】乳房腫塊中央。

【針灸方法】先在腫塊中央直刺1針，針刺深度以刺到中心爲度，再在腫塊的前、後、左、右處，與皮膚成45°角，向病灶中心共斜刺4針，深度也以刺到腫塊中心爲佳。得氣後留針30分鐘。留針期間，每隔10分鐘運針1次。每日或隔日1次，6次爲1個療程，療程間隔3天。

注意：每次針刺，周圍4針的針刺點不宜重疊，也就

說應避開上次的針孔。可將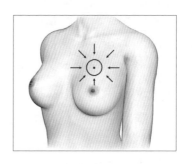
腫塊視作圓形，分為 12 個
點。如第 1 次針的是 3、6、
9、12 四點，第 2 次應針 2、
5、8、11 四點，第 3 次針 1、
4、7、10 四點，如此循環針
刺，即可儘量避開上次的針
孔。當然，直刺腫塊中央的那 1 針不變。

【經驗之談】從 20 世紀 70 年代末起，針灸界對乳腺小葉增生的研究和臨床報導逐漸增多。陝西中醫學院郭誠傑教授為此進行了長期的臨床和實驗研究，頗有成就，被譽為「針灸治療乳腺病專家」。國內其他單位也開展了體針、耳針、穴位冷凍針灸、穴位微波法及穴位鐳射照射等法治療本病，使針灸治療乳腺疾病的方法增多，療效不斷得到提高。

針刺腫塊中央的方法定位明確，容易操作，療效也十分可靠。1997 年《中國針灸》雜誌曾報導，用本法治療乳腺增生 133 例，治癒 130 例，有效 3 例，有效率 100％，堪稱「特效」。經隨訪 2 年，其中有 23 例復發，用本法治療仍然有效。提示痊癒後仍應提高警惕，注重自我檢查，隨時發現，及時針刺，即可避免復發。

9. 妊娠嘔吐特效穴——拔罐中脘穴

妊娠嘔吐多發生在大約停經 6 週左右，約有半數以上的女性會出現食量減少、不想吃飯、特別挑食，清晨噁心

尤其明顯，噁心較重時出現輕度嘔吐等現象。一旦聞到廚房的油煙味或其他什麼異味，立刻會引發嘔吐。有少數呈持續性嘔吐，甚至不能進食、進水、伴有上腹煩悶不適、頭暈乏力等全身不適。

妊娠嘔吐多見於精神過度緊張，神經系統功能不穩定的年輕初孕婦。另外，與胃酸降低、胃腸道蠕動減弱、絨毛膜促性腺激素增多及腎上腺皮質激素減少等也有一定的關係。一般在妊娠3個月後自然消失。

【標準定位】在上腹部，前正中線上，當臍中上4寸。

【針灸方法】每次進食前，用膠皮罐外吸中脘穴，食後30分鐘取下，每日3次。如無膠皮罐，可用普通火罐，用閃火法將火罐迅速吸在中脘穴上，時間宜適當縮短，以免皮膚起泡。

【經驗之談】妊娠嘔吐當責之於胃，是由於妊娠導致胃失和降，沖脈之氣上逆所致。中脘為胃經的「募穴」，是胃腑在胸腹部的特定穴。

人身有臟、腑、氣、血、筋、脈、骨、髓，其精氣分別會聚於8個穴位，稱為「八會穴」，八會穴與其所屬的八種臟器組織有著密切的聯繫。如中脘為胃之募穴，因六腑皆稟於胃，故為「腑會」。除此之外，章門為脾之募穴，因五臟皆稟於脾，故為「臟會」；膻中位於兩乳之間，內應肺，因諸氣皆屬於肺，故為「氣會」；心主血，肝藏

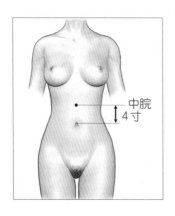

中脘
4寸

血，膈俞位居心俞之下、肝俞之上，故爲「血會」；陽陵泉位於膝下，膝爲筋之府，又爲膽經合穴，膽合肝，肝主筋，故爲「筋會」；太淵屬肺，位於寸口，肺朝百脈，寸口爲脈之大會，故爲「脈會」；大杼位於項後第1胸椎棘突旁，第1胸椎又名杼骨，諸骨自此擎架，連接頭、身、四肢，故爲「骨會」；絕骨屬膽經，膽主骨所生病，骨生髓，故爲「髓會」。

知「八會」之由來，即知八會穴的臨床應用一般各以其會取治，如血病取「血會」膈俞，氣病取「氣會」膻中，筋病取「筋會」陽陵泉，骨病取「骨會」大杼等。嘔吐爲胃腑之病，當取「腑會」中脘。

10. 胎位不正特效穴──艾灸至陰穴

正常的胎位應該是胎頭俯曲，枕骨在前，分娩時頭部最先伸入骨盆，產科醫生稱爲「頭產式」。這種姿勢十分有利於分娩，約占所有產婦的96％。而有3％則是胎兒屁股朝下，產科醫生稱爲「臀產式」。有0.2％～0.5％是橫位的，被稱爲「橫產式」。

另外有極少部分胎兒的手部、頭部或臀部，同時都在子宮的下段，亦即有兩個部位同時擠在子宮的下段，醫生稱爲「復產式」，分娩時最爲困難。這些都是「胎位不正」。

【標準定位】位於人體的足小趾末節外側，距趾甲角0.1寸。

【針灸方法】仰臥，屈膝，放鬆腰帶，點燃艾條，對準雙側至陰穴，約距2～3公分左右，以穴位皮膚灼熱爲

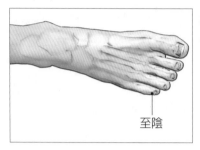

至陰

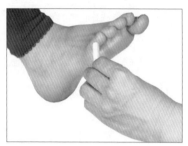

度,每次15～20分鐘。每日或隔日赴醫院婦產科檢查,如胎位已轉正常即停灸。

【經驗之談】艾灸至陰穴矯正胎位不正的歷史悠久,效果可靠,據臨床觀察,多數灸1～6次即可生效,最理想的糾正時機是孕28～33週,且復位後不易複變。從胎位來講,以橫位轉胎成功率最高,臀位次之,足位最差。少數停灸後胎位複變者繼續施灸,多數胎位仍可糾正。

有報導,艾灸至陰穴除孕婦的血漿皮質醇含量明顯增加外,前列腺素E含量也明顯增加,同時胎兒心率明顯增快,子宮活動頻繁,緊張性增高。皮質醇可刺激胎盤產生雌激素,雌激素可使子宮平滑肌敏感性增強,前列腺素可使子宮平滑肌收縮。透過雌激素——前列腺素的作用,提高子宮的緊張性及加強胎兒的活動,從而糾正胎位。

至陰穴為足太陽膀胱經的井穴,按照經絡理論,下午3～5時是足太陽膀胱經「所主」,氣血最為旺盛。因此,有人將針灸時間選在下午3～5時之間。不過,目前尚未見到能提高療效的具有說服力的臨床資料,還有待於實踐中不斷總結。

也有指切至陰穴,或選用尖而圓滑的物件來代替,如

火柴棒、圓珠筆尖等。也有選擇王不留行子或油菜子貼在至陰穴上，貼上膠布，每次按壓500下，但總以艾灸至陰穴效果可靠且感覺舒適，被大多數孕婦所樂意採用。

11. 產後缺乳特效穴——膻中穴

　　產後產婦會自然地分泌乳汁，如果在產後2～10天內沒有乳汁分泌或分泌乳量過少，不夠餵哺嬰兒的，稱為產後缺乳。中醫稱「乳汁不行」或「乳汁不足」。

　　乳汁的分泌除與乳腺發育密切相關外，在很大程度上依賴於哺乳時的吸吮刺激。此外，與產婦的營養、睡眠、健康狀態以及情緒密切相關。

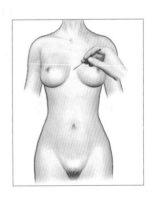

　　儘早哺乳，儘早刺激乳汁分泌，是預防產後缺乳的關鍵。因為新生兒具有天生的吮吸反射，而這種反射於出生後10～30分鐘最強，因此當新生兒斷臍後，在30分鐘內就應該哺乳，並幫助新生兒吸吮乳頭，有助於產婦乳汁分泌。哺乳時要儘量使乳房排空，也是保持乳房的最大分泌量所不可忽視的細節。

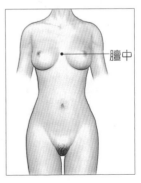

膻中

　　【標準定位】位於胸部，當前正中線上，平第4肋間，兩乳頭連線的中點。

【針灸方法】針入後小幅捻轉，得氣後將針提至皮下，向兩側乳房部分別斜刺3～5分，使針感分別到達兩側乳房後留針20～30分鐘。

【經驗之談】膻中穴爲「上氣海」，是心包募穴（心包經經氣聚集之處），是氣會穴（宗氣聚會之處），又是任脈、足太陰、足少陰、手太陽、手少陽經的交會穴，具有調理人身氣機之功能，可用於一切氣機不暢之病變。

膻中穴又爲「八會穴」（八會穴是臟、腑、筋、脈、氣、血、骨、髓八者精氣會聚的腧穴）中的「氣會」，具有寬胸理氣、通絡催乳的作用。缺乳多爲氣機阻滯而乳汁之通路不暢所致。膻中最能調暢氣機，故《針灸大成》說：「無乳，膻中、少澤，此二穴神效。」現代報導，也大都針刺1次即效。

如產後體質虛寒，手足欠溫，針刺手法同上，唯留針期間在針柄上捏上艾絨行溫針灸法，常能針畢而乳如泉湧。

12. 不孕症特效穴——敷灸神闕穴

很多年以來，醫學界都是將婚後有正常性生活，未避孕，同居2年而未能受孕者定義爲不孕症。經過不斷地深入研究和調查統計，發現在夫妻雙方正常的情況下，半年內懷孕的機率爲75％，一年內懷孕的機率爲85％～90％。世界各國的情況與此基本相同，因此世界衛生組織已經把不孕症的時間界限劃定爲1年，也就是說，如果1年之內還沒有懷孕，就要引起重視了。

世界衛生組織於20世紀80年代中末期在25個國家的

33個中心調查結果顯示，發達國家不孕症的患病率為5％～8％，發展中國家一些地區的患病率高達30％，中國為6％～15％。

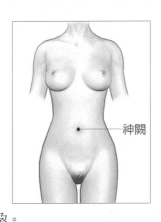

神闕

專家們建議，人工流產要慎之又慎，特別是對年輕女性的第一胎，人工流產要加以限制，不得濫用，尤其要將月經量少的未產婦不能做人工流產，以免發生繼發性不孕。

此外，吸菸、服避孕藥、精神壓力、久坐、熬夜等都可導致不孕。

【標準定位】臍眼中央。

【針灸方法】事先製備藥膏，方法及處方如下：虎杖、石菖蒲、王不留行各10克，當歸、山慈姑、穿山甲、肉蓯蓉各30克，生半夏、細辛、生附子各15克，生馬錢子10克。

將上藥加水煎取3次，合併所得煎液，慢火煎熬、濃縮，再將沒藥、乳香、琥珀各30克，肉桂、蟾酥各15克為末，加入，拌匀，烘乾後研成細末，備用。每次取藥末5克左右，加適量白酒、蜂蜜及少許麝香、3～4滴風油精，調匀，填入臍眼內，紗布覆蓋，膠布固定。外用熱水袋外敷臍部1～2小時。每2～3天更換1次。

【經驗之談】不孕的原因很多，但大多為氣血不和、氣滯血瘀，甚至輸卵管阻塞而導致不孕。本方對於「血瘀寒凝」所致的不孕效果較好，特別適宜於輸卵管阻塞，同時伴有下腹冷痛、小腹內時感有物拱起、經來疼痛、熱敷小腹

感覺舒適等症狀。

13. 習慣性流產特效穴——敷灸關元穴

自然流產連續3次以上者稱為習慣性流產，具有「應期而墮」，屢孕屢墮的特徵，因此中醫形象地稱之為「滑胎」。

習慣性流產往往發生在同一妊娠月份，流產的原因很多，除去不明原因的，約占習慣性流產的25%之外，一般認為有5大主要原因。其中免疫系統異常的人數最多，占習慣性流產的78%。其次遺傳因素（基因異常），占習慣性流產的6%，感染、子宮解剖結構異常（雙子宮、單角子宮、子宮中隔及息肉、肌瘤等）、內分泌異常（黃體功能不全、黃體激素生成不足）各占1%。

習慣性流產的發病率為總妊娠的1%，但近年來有上升的趨勢。

關元穴主管胞宮、精室，為元陰元陽之氣閉藏之門戶，從古至今皆為泌尿、生殖系統疾病的特效穴。採用中藥藥糊敷灸，穴性、藥性合力，奏效更捷。

【標準定位】位於下腹部，在前正中線上，當臍下3寸處。

【針灸方法】可用中藥膏貼於關元穴，14日換1次新膏，直到臨產。

組成：酒洗當歸、炒黃芩、粉甘草各50克，炙黃芪、炒白朮、杭白芍、肉蓯蓉各15克，生地黃20克，麻油1000克。

製備方法：將上藥全部浸入麻油中，7日後將油加熱，中藥煎枯後去渣，再用小火熬片刻後離火，加上米醋50克，攪拌均勻，待白煙散盡，再熬到滴水成珠時，加飛黃丹400克，熬成軟膏，再趁熱加入龍骨粉50克，攪勻，用緞布剪成盞口大，攤成膏藥備用。

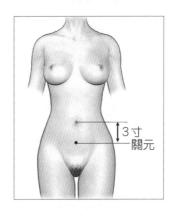

3寸
關元

【經驗之談】習慣性流產雖然以女方因素最為多見，但是如果男性染色體異常，發生平衡易位，也會導致流產。因為受精後，精子鑽入卵子而融為一體，染色體正常的話，來自父母雙方的23條染色體結合成23對染色體。但是如果染色體易位，這種「配對」就會出現不均勻，形成異常的三體或單體受精卵。

單體形式的受精卵往往在胚胎發育早期就夭折，造成流產或死胎。三體形式的受精卵也很容易發生流產，即便能勉強活到出生，也一定是個先天性畸形兒，很難長大或發育成為低能兒。

14. 陰道痙攣特效穴——點刺出血次髎穴

陰道痙攣是指性交時陰道周圍的肌肉發生不隨意的反射性痙攣，陰道入口緊緊地關閉起來，使陰莖無法進入，性交因此而無法進行，所以陰道痙攣又稱為「性交恐懼綜合徵」。

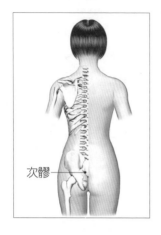

次髎

如陰道痙攣前曾有成功的性交，後來才發生痙攣者，稱為「繼發性陰道痙攣」。如果陰道痙攣前從未有過性交，也就是說初次性交發生痙攣者，稱為「原發性陰道痙攣」。如果在任何環境下都發生痙攣，稱為「完全性陰道痙攣」。如果在某些環境下才發生痙攣者，稱為「境遇性陰道痙攣」。

【標準定位】第2骶後孔中。

【針灸方法】點刺出血，隔天1次。

【經驗之談】陰道痙攣與心理恐懼有極大的關係。如婚前聽說性交時會很痛或曾被強暴，從內心對性交產生了恐懼，以致一接觸外陰甚至只要一閃念，陰道就會不由自主地痙攣起來。

「擴張鍛鍊」能使陰道適應外物接觸和進入，從而解除痙攣。更重要的是能幫助從心理上接觸恐懼，進而產生性快感，那麼陰道痙攣就徹底治癒了。

「擴張鍛鍊」的方法有兩種，一種是自己操作，即將自己的一根手指（可根據自己的習慣，使用任何一根手指，一般用食指或中指）抹上潤滑劑，先在陰道口緩慢地撫摸和滑動，稍適應後徐徐深入陰道口，如無「抗拒」，再逐漸深入，並緩緩來回抽動，直至達到足夠的深度。當一根手指插入陰道已無問題，可試著插入2根手指，甚至3根手指。一般認為，當2根或3根手指插入而陰道能夠容納，性交即可正常進行。

另一種可由性伴侶協助完成，鍛鍊時充分交流自己的感覺，並隨時「指揮」伴侶的手指恰到好處地運動，以達到陰道和全身的放鬆。

據報導，次髎穴放血治療產後宮縮痛及痛經起效迅速且療效肯定。治療產後宮縮痛，每天放血1次，1～2次即癒。治療痛經，於月經來潮時放血2～3次，連放3～5個週期，可使症狀減輕或消失。

15. 陰道瘙癢特效穴——蠡溝穴

引起陰道瘙癢的疾病很多，多數是由陰道炎引起的，包括念珠菌陰道炎、滴蟲性陰道炎、老年性陰道炎、淋菌性陰道炎等。

平時穿著不透氣的化學纖維內褲、過於緊身的牛仔褲、經期用橡皮或塑膠月經帶等，均可造成局部悶熱潮濕的環境而誘發陰道瘙癢。

某些藥物過敏或化學品刺激，如肥皂、避孕套、新潔爾滅、紅汞等，某些皮膚病變如尋常疣、疱疹、濕疹、腫瘤等，某些寄生蟲如蝨子、疥瘡、蟯蟲、股癬等均可引起外陰及陰道瘙癢。

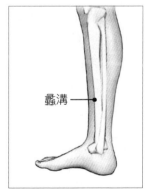

蠡溝

某些全身性疾患，如糖尿病、黃疸、白血病、貧血病等，也會產生陰道瘙癢的症狀，此外與精神因素也有一定的關係。

【標準定位】位於小腿內側，

當足內踝尖上5寸，脛骨內側面的中央。

【針灸方法】直刺0.5～0.8寸。

【經驗之談】蠡溝為足厥陰肝經之絡穴，所以《靈樞·經脈》說：「足厥陰之別，名曰蠡溝。」又說，足厥陰肝經「其病氣逆則睾腫卒疝，實則挺長，虛則暴癢，取之所別也。」「所別」，就是蠡溝穴，明確地指出了蠡溝穴是治療陽強、陰癢等肝經經脈病變的特效穴。

有專家「曾治一宮頸癌病人，每當陰道奇癢時，針入（蠡溝）即止」。有報導，採用蠡溝穴皮內或皮下埋針治療6歲女孩陰癢難忍6年不癒，每晚臨睡時雙腳亂蹬、周身出汗、哭鬧不休達1小時之久。蠡溝穴埋針3天，瘙癢減輕，再埋針4天而癒。

考足厥陰經脈「循陰股，入毛中，過陰器，抵小腹」，其病候所主為「丈夫㿗疝」、「婦人少腹腫」、「遺溺」、「閉癃」等少腹及前陰疾患。蠡溝為肝經之絡穴，因其「循脛上睾，結於莖」，故與生殖器官聯繫密切，所以男性生殖器的疾病針蠡溝穴，也是相當的有效。

有學者以蠡溝穴為主，配合其他穴位治療「衣原體、支原體感染」的患者，獲得了滿意的療效，說明蠡溝穴具有解毒、殺蟲、滅菌的作用，並進一步推斷，對生殖器疱疹、尖銳濕疣、淋病性尿道炎也可以用蠡溝穴治療。

正因為蠡溝穴的這種獨特的穴性，凡陰部病變，特別是蟲、毒感染所致者，非蠡溝穴莫屬。

四、 小兒疾病

1. 小兒厭食特效穴──承漿穴

小兒厭食症是指小兒較長時間的食慾不振，厭惡進食的一種病症，嚴重的可影響生長發育，造成營養不良，以1～6歲小兒多見。

大多數厭食症與不良的飲食習慣有關。例如，平時零食過多、餐前飲用大量的飲料、吃飯不定時、長期吃得過飽、吃飯時注意力不集中，邊聽故事、邊看電視、邊吃飯，甚至邊玩邊吃等，以致擾亂或抑制胃酸及消化酶的分泌，從而使患兒食慾減退。

家長唯恐小兒營養不良，採取威逼、恐嚇、利誘等手段，甚至動輒打罵，強迫小兒進食。使小兒產生條件反射，害怕進食，最終發展成厭食。

小兒厭食症以長期食慾不振、厭惡進食為主證，一般情況尚好，無腹部脹滿、嘔吐腹瀉等症。如果進一步發展，出現面黃肌瘦、毛髮稀疏、肚腹膨脹、青筋暴露、腹凹如舟等症，提示已形成小兒疳積，影響了小兒的生長發育，應注意區別。

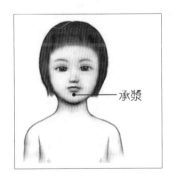

承漿

【標準定位】位於面部，當頦唇溝的正中凹陷處。正坐仰靠

取穴。

【針灸方法】斜刺0.3～0.5寸。

【經驗之談】承漿穴屬任脈，任脈爲「總任一身之陰脈」，刺之當能振奮脾之陽氣，脾氣振而能思食。如同時採用「饑餓」療法能有效地改善小兒的食慾。因爲適當禁食，使小兒的胃腸內容物徹底排空，有利於重新建立起進食、排空的循環機制，較快地產生進食的慾望。

另外需要特別提醒的是，當食慾稍有好轉，仍應小心謹慎，逐漸增加食量，始終控制在七分飽，讓小兒在每次進餐前都有饑餓感，千萬別急於補充營養而再傷其脾胃，那麼痊癒之時指日可待也。

考人身之前後有任脈和督脈，任脈和督脈同起於會陰，而任脈終於承漿穴，督脈終於齦交穴。任脈與督脈就是在承漿穴相接循環，構成人體一小周天。任屬陰而督屬陽，所以《黃帝內經》中岐伯曰：「陰交陽而陰氣生，陽交陰而陽氣生，任督交而陰陽自長，不如海之難量乎。」承漿位處要塞，堪當重任。

2. 小兒疳積特效穴──針挑四縫穴

小兒疳積係指小兒脾胃虛損，運化失宜的慢性疾患，多發於3歲左右的嬰幼兒，常由於母乳不足或餵養不當或患有慢性疾病所致。

中醫說，「疳」者，「乾」也，十分形象地描繪出了小兒疳積的主要症狀。

醫生爲了判斷病的輕重，一般分爲輕、中、重3度。

輕度表現為：腹部、軀幹和大
腿內側的皮下脂肪變薄，肌肉
不結實，體重比正常低15％～
25％。中度表現為：腹部、軀
幹、四肢皮下脂肪顯著消失，
大腿內側有明顯皺摺，肌肉鬆
弛，皮膚蒼白、乾燥，臉部明
顯消瘦，體重比正常低25％～
40％。重度表現為：全身各部
的皮下脂肪完全消失，面頰極

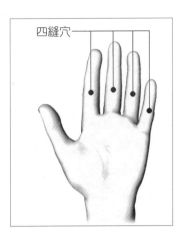

度消瘦，額多皺紋，狀如老人。皮膚乾燥、無彈力、無光
澤，體重比正常低40％以下。

　　針挑四縫穴為治療小兒疳積的特效穴，最早見於《針
灸大成》，現在已是針灸醫生一致公認並已成為日常診療
的常規用穴。如，有學者認為，針刺四縫穴，擠出少量血
液及黃色液體，能使血清鈣、磷上升，鹼性磷酸酶活性降
低，有助於小兒骨骼生長發育。又，刺四縫可使腸胰蛋白
酶、胰澱粉酶與胰脂肪酶增加，膽汁分泌量增加，而有助
於食物的消化吸收。

　　【標準定位】在第2～5指掌側，近端指關節的中央，
一側四穴。

　　【針灸方法】穴位皮膚消毒，先用拇指從患兒的指尖
向指根推幾下，然後在第一指節上邊捏住，用三稜針快速
點刺，當即有清亮黏液隨針而出。立即用手指由四周向中
央擠壓，直至清亮的黏液出盡，開始出現少許血液時擦淨
即可。隔日或隔2～3日針挑1次，直至無黏液而僅見出血

為止。

【經驗之談】一般針一次即見患兒食慾轉旺。挑刺時如見質稠、色黃的黏液，甚至會擠出黃色的脂肪樣的顆粒，說明疳積較重；如為白色黏液，說明疳積較輕；如果刺出的僅有血液，說明沒有疳積。

挑刺前，先在患兒靠近食指根部的地方用棉線繩多紮幾圈，紮緊後，挑刺的部位微微鼓起，這樣挑刺後「爆」出的黏液多，也容易擠得徹底，而且還可以減輕疼痛，可說是一舉兩得，只是兩隻手8個手指都要紮棉線繩，比較麻煩一些。

當黏液由黃變白、由稠變稀、由多變少，顯示出疳積已逐漸痊癒。一般刺2次後擠出的就只是鮮紅的血液，就不必再刺，飲食調養即可。

此外，針四縫穴對於慢性氣管炎也有一定的療效。對成年人形態消瘦、食慾不振、體重達不到正常標準，效果顯著。

3. 小兒夜啼特效穴——點刺放血中衝穴

小兒夜啼是指「日夜顛倒」，白天安靜入睡，入夜則啼哭不安，或每夜定時啼哭，甚則通宵達旦，持續時間少則數日，多則經月，多見於6個月以內的嬰幼兒。

小兒啼哭是一種本能性反應，引起嬰兒哭的原因很多，如饑餓、口渴、衣著過冷或過熱、尿布潮濕、臀部、腋下皮膚糜爛、濕疹作癢，或蟲咬等，疾病使小兒感覺不舒適，均可引起患兒哭鬧，還要排除皮膚病、佝僂病、疝

氣、蟯蟲病等因瘙癢而致的夜
間啼哭。排除這些原因之後，
才是本節討論的範圍。

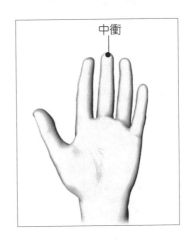

中衝

　　一般情況下，非疾病引起
的哭鬧，身體情況良好，飲食
正常，哭聲洪亮，哭鬧間隙期
面色、精神正常，當消除因素
後哭鬧停止。由疾病引起的哭
鬧，哭聲不同尋常，有時尖
叫，聲音嘶啞，常突發性劇
哭；還會伴有疾病所出現的症狀，如發熱、精神委靡、面
色蒼白、嘔吐、腹瀉等，可資鑒別。

　　中醫認爲，引起夜啼的病因無外乎寒、熱、驚3個方
面。寒指踹被露腹，感受寒涼以及過食寒涼，「寒主收
引」，腹部不適而啼哭。熱指小兒心肝火旺，熱擾心神，
故而不眠而夜啼。驚指受到驚嚇，症見夜裏睡臥不安、突
然驚叫啼哭，視其面色發青、兩目發直呈驚恐之狀。不過
因「熱」而夜啼者占絕大多數。所謂「小兒多火熱之
病」，即使是感受寒邪，也極容易「鬱而化熱」。熱證的
表現爲：煩躁不安、見燈光而啼、面目紅赤、哭而有淚、
尿少色黃、大便乾結數日一解、哭啼多在上半夜等。

　　【標準定位】位於手中指末節尖端中央。

　　【針灸方法】用三棱針點刺出血，並立即擠壓出血2～
3滴。

　　【經驗之談】中衝穴是手厥陰心包經的井穴，心包經
「代心受邪」，故具有清心泄熱的功效。中衝穴點刺放

血，使邪熱「奪路而出」，邪熱出而夜啼自止矣。同樣的道理，中衝穴點刺放血治療麥粒腫療效確鑿，頗多報導，其理也只是「泄熱」兩字而已。

4. 嬰幼兒腹瀉特效穴——溫和灸水分穴

嬰幼兒腹瀉的主要症狀為大便變稀，次數增多，如蛋花湯狀或泡沫狀，可呈黃綠色，或混有少量黏液及不消化的如肥皂塊樣的物質，偶有噁心、嘔吐。輕型患者可無失水，或伴有輕到中度失水。重型患者腹瀉次數每日可達十餘次，甚至數十次，丟失水分較多，可伴有發熱、食慾差、嘔吐，有中度或重度的失水，以及電解質喪失與酸鹼不平衡的症狀，使嬰兒精神委靡或煩躁不安，腹痛，皮膚蒼白、乾燥，眼窩、前囟下凹，哭時淚少，四肢發涼，尿量減少，進而可發生休克。

嬰幼兒腹瀉的發病原因有三，一是嬰幼兒胃腸道發育不夠成熟，酶的活性較低，但營養需要相對地多，造成胃腸道負擔過重。二是嬰幼兒各系統的發育均未成熟，調節機能較差。三是嬰幼兒的免疫功能尚未完善。

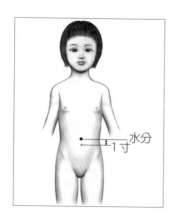

水分
1寸

從初生至2周歲，是血清大腸桿菌抗體滴度最低的時候，因此這一時期最容易患上腹瀉。這也是為什麼嬰幼兒腹瀉多見於6個月至2歲以下的主要原因。

　　母乳餵養的孩子因母乳中含有特異性的分泌型免疫球蛋白A，能有效對抗病毒而較少發病，因此提倡母乳餵養。

　　觀水分穴之名，即知本穴善於分利水分，所以《針灸銅人》中說「若水病，灸之大良」。從部位看，水分穴內應小腸，故能「分清別濁」，清濁得分，則清者流入膀胱，濁者進入大腸，各行其道，相安無事。

　　【標準定位】位於上腹部，前正中線上，當臍中上1寸處。

　　【針灸方法】手持艾條，點燃，距穴位2～3公分處進行溫和灸，使局部有溫熱感而無灼痛，時間為20～30分鐘，每日2～3次。

　　【經驗之談】脾胃寒則腸胃功能失調而清濁不分。溫和灸意欲借助艾灸的溫熱之力，達到溫中散寒的目的，寒散則脾健，脾健則瀉止。也可用隔薑灸，切取一片厚約3毫米左右的薑片，置於水分穴上，再將艾絨捏成小艾炷放在生薑片上，點燃，共灸4～5壯即可。效果當不輸於溫和灸法，只是較溫和灸法操作難度稍大一些。臨診時兩種灸法可自由選擇。

5. 小兒脫肛特效穴——指灸百會穴

　　小兒脫肛即直腸脫垂，是指肛管直腸向外翻出而脫垂於肛門外。

　　小兒脫肛與骶骨彎曲度尚未形成有關。其發病高峰多見於6個月至3歲的嬰幼兒。此時，小兒盆腔支援組織發育

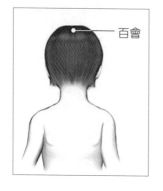

百會

不全,不能對直腸承擔支持作用,另外,嬰兒期脊髓發育較慢,所以較易發生直腸脫垂。

主要是因爲營養和發育不良、體質虛弱,肌肉張力不足,直腸周圍組織鬆軟和造成腹壓過高的疾病所引起。

小兒久坐便盆也是引起脫肛的原因之一,在此時期,骶骨尙未形成彎度,直腸和肛管處在一條直線上,排便時,腹壓就可直接由直腸傳至肛管,形成一個較大的向外推出力。而且小兒的直腸肛管周圍的組織發育不完善,肌肉張力不足,不能有效地促使直腸在便後還納。久坐便盆則促使肛管、直腸鬆弛、脫垂,久而久之便可導致脫肛。

百會穴位居巔頂,爲升提陽氣的要穴。治療脾氣不足、中氣下陷所致的脫肛以及胃下垂、腎下垂、子宮下垂等症,都有不錯的療效。

【標準定位】位於頭部,當前髮際正中直上5寸,或兩耳尖連線中點處。

【針灸方法】一手持艾條,點燃,灸另一手的大拇指內側,以能忍受爲度,然後將大拇指內側快速按壓在患兒的百會穴上。熱度減退後再灸,再按,反覆灸治30分鐘。灸大拇指時溫度越高越好,按患兒百會穴時動作越快越好。

【經驗之談】先灸醫者手指,再依靠手指的溫度來灸小兒的穴位,這種方法叫「指灸法」。「指灸法」之名,

古代醫籍中尙無記載。其臨床報導始見於20世紀80年代。

「指灸法」是針灸醫生在長期臨床實踐中總結出來的行之有效的方法，十分安全，特別適宜於嬰幼兒。由於嬰幼兒皮膚十分嬌嫩，且不能與醫生配合，因此醫生常常難以掌握艾灸的溫度而容易燙傷嬰幼兒皮膚。

「指灸法」很好地解決了這個難題，由醫生手指的熱力直接與患兒的穴位接觸，同樣收到了升陽舉陷的效果。也正因爲如此，稱爲「指灸法」倒也恰如其分。

「指灸法」適宜於2歲以內的嬰幼兒。小兒稍大且能配合者，可用艾條行雀啄灸或溫和灸。在行「指灸法」之前，手指上塗上石蠟油或食用香油，然後緩慢地將患兒脫出的直腸納入肛門，使其復位，以避免脫垂部充血、水腫。嚴重的用吊帶將紗布墊固定，以防脫出。平時如見脫出，應立即復位。

6. 小兒疝氣特效穴──大敦穴

小兒疝氣的主要臨床表現爲幼兒出生後不久，在腹股溝部位有可復性腫塊，多數在2～3個月時出現，也有遲至1～2歲才發生。

在胚胎時期，腹股溝處有一「腹股鞘狀突」，可以幫助睾丸降入陰囊或子宮圓韌帶的固定。如果小孩出生後，此鞘狀突關閉不完全，導致腹腔內的小腸、網膜、卵巢、輸卵管等進入此鞘狀突，即成爲疝氣。

症狀輕者一般沒有全身不適的症狀，但是嚴重者會有

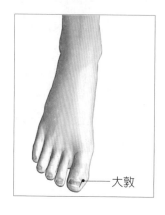

大敦

腹痛、噁心、嘔吐、厭食或哭鬧不安等表現。

疝氣主要發生於男孩，一般發生率爲1%～4%。女孩也可因腹壁薄弱形成疝氣，只是發病率相對低一些。據有關資料統計，男孩發病率是女孩的10倍。

疝氣通常在小孩哭鬧、運動、用力大便後，在腹股溝處出現一個鼓起的塊狀物，有時會延伸至陰囊或陰唇。在大多數情況下，「疝氣」可以自行進出，也就是臥床休息或躺下後一般會自行消失，醫生稱爲「可復性」。但是疝氣偶爾也會發生躺下後不能回復的狀況，醫生稱爲「嵌頓」。

在用力排便、劇烈咳嗽等腹腔內壓力驟然增高時，就可能發生嵌頓，應立即去醫院處理。如果不及時處理，時間一長會造成疝囊內腸管的缺血性壞死，甚至腸穿孔而危及生命。

【標準定位】在足大指外側趾甲角旁約0.1寸。

【針灸方法】淺刺0.2～0.3寸。

【經驗之談】大敦素爲治療疝氣的要穴，在《醫宗金鑒・刺灸心法要訣》中就有「大敦治疝陰囊腫，兼治腦衄破傷風，小兒急慢驚風病，炷如小麥灸之靈」的歌訣。經過歷代針灸學家的驗證和實踐，「凡疝氣必用大敦」，已成爲「共識」。

患兒均在針後按摩其疝側包塊，直至消失，再以繃帶加壓包紮疝部，直至痊癒。

有人刺大敦穴出血治療房事時陰莖作痛有特效，此厥陰肝經熱鬱所致，刺之出血只爲泄熱；疝氣爲寒犯厥陰肝經，故不必放血，如寒勝，針後加灸可也。

7. 小兒流涎特效穴——敷貼湧泉穴

流涎，中醫稱之爲「滯頤」，俗稱「流口水」，是指兒童不自覺地從口內流溢出口涎的病症，以3歲以下的幼兒最爲多見。

造成小兒流涎的原因主要有兩大類：一是脾胃積熱，一是脾胃虛寒。由於脾胃素有濕熱，致津液不能制約，故口水較爲黏稠、面色紅潤、口角發紅甚至糜爛、小便短少、發黃等。如果由於脾胃素有虛寒，不能收攝其津液，以致口水清稀、大便溏薄、面色蒼白、口唇色淡、小便清長等。

【標準定位】位於足底部，蜷足時足心前1/3的凹陷處，約當第2、3趾指縫紋頭端與足跟連線的前1/3與後2/3交點上。

【針灸方法】根據小兒流涎所伴隨的症狀，確定屬於哪一種類型。如屬於脾胃積熱的，用新鮮天南星30克，搗爛，用醋調和，每晚睡前貼敷於湧泉穴。

如屬於脾胃虛寒者，用肉桂10克，研細爲末，用醋調至糊餅

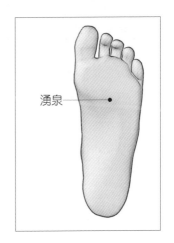

湧泉

狀，每晚睡前貼敷兩足湧泉穴。

無論哪種類型，敷貼後均外用繃帶包紮，次晨取下，連敷3～4次。

【經驗之談】湧泉是人體之大穴，觀其穴名，便知腎經經氣從湧泉穴噴薄而出，猶如泉湧。外用藥物敷貼，穴性、藥性齊作，更使湧泉穴隨藥物的變化而有了無窮的發揮。僅據我手頭的資料，湧泉穴敷貼治療的疾病遍及內、外、婦、兒各科，達100多種之多。

現代對湧泉穴的研究分敷貼和針刺兩方面。敷貼方面研究較多的是用蓖麻散外敷湧泉穴治療嬰兒鵝口瘡、用吳茱萸醋調敷貼治療高血壓及口腔潰瘍等。針刺方面研究較多的是針刺湧泉穴治療心絞痛、高熱驚厥、膈肌痙攣等。對產後缺乳症，針後立即用手擠乳並讓嬰兒吸吮，有即時效果。

還有的是歷史經驗，如「頂心頭痛眼不開，湧泉下針定安泰」（《肘後歌》）、「胸結身黃，取湧泉而即可」（《通玄指要賦》）等等。此外，在癭症、傳染性肝炎、呼吸系、泌尿系等疾病中也有不錯的發揮。

五、　骨傷科疾病

1. 頸椎病特效穴——刺血拔罐大杼穴

　　頸椎病是一種常見病，多發病，好發於40～60歲的成人，人到中年以後，機體功能開始衰退，頸椎間盤可出現退變、破裂，因而常由於椎間隙變窄、骨質增生，引起頸椎神經孔及椎動脈孔狹窄，從而壓迫或刺激頸神經根及椎動脈，產生頸椎病。

　　頸椎病的發病隨著年齡而增高。據統計，45歲以上發病率為25％左右，50～60歲則達50％，70歲幾乎為100％。

　　一般早期症狀有：頸部不適、頸、肩部僵硬疼痛不能活動、背部沉重酸、脹、輕度頭暈脹痛等。根據致病機制和臨床表現，目前國內將其分為五型，即神經根型、脊髓根型、交感型、椎動脈型和混合型。

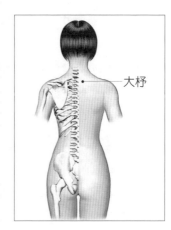

大杼

　　【標準定位】位於第1胸椎棘突（低頭後，頸部最高骨性隆起處的下一個骨性凸起）下骨頭縫之間旁開大約兩橫指的肌肉凹陷處。

　　【針灸方法】用三棱針快速直刺，迅速拔出，並立即拔上火

罐，使出血3～5毫升。留罐10～15分鐘。

【經驗之談】八會穴是古代針灸學家的發明。在長期的針灸實踐中，他們體會到人身各部組織之功能，將之分為臟、腑、氣、血、筋、脈、骨、髓八項，而各有一特殊功效的穴位連於體表，稱為「八會穴」。

大杼是「八會穴」之一的「骨會」，善治一切骨病，尤其對於上半身頸項、脊椎骨病更為適宜，有壯骨補虛之效。大杼穴與骨的關係，首先體現在所處的部位上。因脊椎骨兩側有橫突隆出，形似織杼，故而將此穴名為「大杼」。

大杼穴為多條經脈相會處，而這些經脈均與腎有特殊關係。中醫學認為「腎主骨」，因此大杼穴能治肩胛骨痛、頸項強痛、不可俯仰之症。

如果用梅花針敲打大杼穴，每次3～5分鐘，也有一定的效果。梅花針敲打後再拔上火罐，效果會更好。

有研究報告提出，中等身材的成年人，大杼穴向下直刺的深度控制在42公分以內較為安全，可作臨診參考。

2. 落枕特效穴——落枕穴

大多數的醫學專家都說，落枕是由於睡眠姿勢不良、枕頭過高或過低、枕頭軟硬程度不當所造成的。

其實，據觀察，大部分落枕是由於睡覺時頭頸離開了枕頭，導致頸椎長時間處於過度偏轉、過度屈曲或過度拉伸的固定位置，頸部一側的肌群就會處於過度伸展狀態而痙攣。如果此時頸背部再受到風寒侵襲，就會造成頸背部氣血凝滯、經絡痹阻，造成頸部僵硬和疼痛。「落枕」的

病名恰如其分地道出了發病的原
因。

　　落枕常常與白天極度疲勞有
關，因為白天疲勞過度，夜間休
息時過度沉睡，往往一沾上枕頭
便一個姿勢睡到大天亮，起床時
才突然發現頸部僵硬疼痛，頭頸
歪向一側，動彈不得。

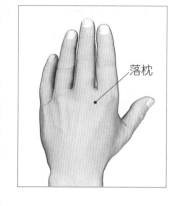

落枕

　　其實，落枕並不僅僅在睡眠
時發生，任何使頸部肌肉勞累或者突發性損傷均可引起落
枕。患有頸椎病時，頸椎關節的錯亂也會引起落枕。

　　電腦一族由於長時間固定某個姿勢，如對著電腦或伏
案工作，頸部肌肉處於緊張狀態或慢性勞損，如再受到風
寒侵襲後就容易產生頸部僵硬、疼痛，也稱為落枕。

　　【標準定位】位於手背側，當第2、3掌骨間，指掌關
節後約0.5寸處。取穴時在手背上食指和中指的骨之間，
用手指沿著食指和中指指骨間朝手腕方向觸摸，從骨和骨
變狹的手指盡頭之處起，大約一指寬的距離上，有強烈壓
痛之處，就是落枕穴。

　　【針灸方法】進針0.5～1.0寸，不停地小幅捻轉，直
到症狀減輕或消失後方才起針。左病右取，右病左取，或
雙側同時針刺，並囑患者不停轉動頸部。

　　【經驗之談】落枕穴為經外奇穴，因治療落枕有奇效
而得名。落枕後局部血管擴張，引起腫脹疼痛，專家們據
此告誡大家：在落枕後24小時內，千萬不要熱敷。

　　於是有人想出了冷敷的簡便方法：將1500毫升的大飲

料瓶洗淨，灌水，放入冰箱內凍成冰。使用時將凍成冰的飲料瓶包上毛巾墊於脖子下當做枕頭。一般枕上2～3個小時，您會感到十分的舒適。

飲料瓶的形狀恰與頭頸的生理曲線相吻合，而且飲料瓶的最高點恰好位於頸部第4～5頸椎間，以此為支點，依靠頭顱的重量，向兩側拉伸，還能起到自然牽引的作用。

3. 肩周炎特效穴——條口穴

肩周炎全稱為「肩關節周圍炎」，俗稱「漏肩風」、「肩凝症」、「凍結肩」等。由於肩周炎多發於50歲上下的患者，故又有「五十肩」的說法。在「辦公一族」中由於長期伏案工作，肩部的肌肉韌帶一直處在緊張狀態之中，故50歲不到的人患肩周炎的也不在少數。

本病女性多於男性，左側較右側多見，少有雙側同時發病者。早期症狀僅有輕微隱痛或肩關節不適和束縛感，後疼痛逐漸加重，夜間尤甚，睡覺時常因肩部怕壓而不能偏向患側側臥。病情繼續發展，一般在3～4週後關節囊、韌帶等軟組織粘連、攣縮，導致肩關節明顯僵硬，活動受限，不能上舉，醫生稱之為「凍結狀態」。此時吃飯、穿衣、洗臉、梳頭均感困難，嚴重時肩臂肌肉萎縮，生活不能自理。

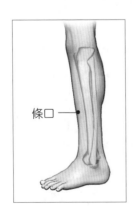

條口

條口穴用於治療肩周炎是臨床上行之有效的方法，因「屢試屢驗」，

被廣大針灸醫生所採用。

【標準定位】位於小腿前外側，當犢鼻穴下8寸，距脛骨前緣一橫指處。

【針灸方法】取患肩對側條口穴，用26號2.5～3.0寸毫針，直刺1.5～2.0寸，得氣後提插捻轉1分鐘，強度以能忍受為度，並囑患者儘量活動患肩，留針30分鐘。

【經驗之談】條口穴首載於《針灸甲乙經》，然而直至明、清時期，針灸醫籍中未曾記載用條口穴治療肩部疾患。胡學曾在1966年報導「針刺條口透承山穴治療45例肩凝症」，是在所能查閱到的文獻中最早應用此法的。

臨床實踐體現出針刺條口穴對肩部的鎮痛作用十分迅速和顯著，對肩關節活動度的改善也相當明顯，但是對部分有肩關節粘連的，雖然疼痛也能減輕，但是活動度改善不大。這就提示我們，如果不幸患上了肩周炎，要及時治療，等到肩關節粘連了，可就費事多了。

有報導說，針刺條口穴對鎖骨骨折所產生的疼痛，針刺1分鐘後能使疼痛基本消失，且在石膏固定直至治癒過程中，未見疼痛。

4. 網球肘特效穴——藥注網球肘穴

網球肘醫學上稱為「肱骨外上髁炎」，是由於肘部的伸腕肌起點反覆受到牽拉刺激，引起部分撕裂或局部滑膜增厚或滑囊炎等所致的疾患。主要表現為肘關節外側疼痛，用力握拳及前臂作旋前伸肘動作（如絞毛巾、搓洗衣物、提壺倒水、掃地等）時疼痛加劇。患者握力下降，肱

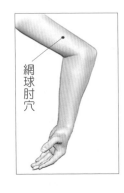

網球肘穴

骨外上髁處壓痛明顯，用力伸腕時也感疼痛，密耳氏徵陽性。外觀無紅腫等異常，勞累後疼痛加重，休息後疼痛減輕。

　　男性比女性體力勞動多，且多用右手，所以不但男性比女性得網球肘的多，且以右側多見。網球肘好發於40歲左右，故又有「四十肘」之稱。

　　【標準定位】位於肱骨下1／4，曲池穴上3寸處。

　　【針灸方法】直刺0.8～1.2寸，或用當歸注射液和利多卡因行穴位注射。

　　【經驗之談】針灸治療肘痛，很早以前就積累了豐富的經驗，在古籍《針灸甲乙經》中就有提出：「手三里治手臂肘彎不伸。」此後，手三里穴被認為是治療網球肘最有效的穴位之一。在《備急千金要方》、《針灸資生經》、《針灸大成》中還針對不同肘痛症候採用不同的穴位。

　　網球肘穴是近年來發現的新穴位，因專治網球肘而命名。有人用網球肘穴和手三里穴進行了療效對比，結果網球肘穴優於手三里穴。又有人用當歸注射液和利多卡因對網球肘穴行穴位注射。結果總有效率100%，療效又優於單純針刺網球肘穴者，因此有條件者可將藥物穴位注射作為首選。

5. 手指痙攣特效穴——大陵穴

　　手指痙攣常發於長期用手做精細操作的職業人員，例如教師、編輯、秘書、作家、畫家、書法家、謄抄員、繪

圖員、打字員、電報員、鋼琴演奏員等。發作時除了手部肌肉出現痙攣性收縮或雙手顫動，手指呈握拳狀，或呈雞爪樣抽搐，甚至整個手臂的肌肉均發生顫動。反覆發作會使手指不靈活、不協調、無法用手做精細工作、寫字歪歪斜斜，重者甚至握不住筆。

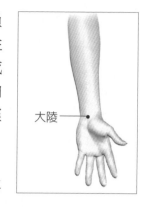

大陵

手指痙攣與軀體過度疲勞（尤其是手的疲勞），或心情緊張有關。且越是緊張，越怕字寫不好，痙攣就越明顯。如果改做其他不需用手去做精細操作的事情，心情平靜，操作起來則得心應手，痙攣程度很輕，甚至不發生痙攣。

很早以前，古代針灸醫生就針刺大陵穴治療這類疾病。在《外灸甲乙經》中就早有明言：「兩手攣不收伸，及腋偏枯不仁，手瘈偏小筋急，大陵主之。」

【標準定位】在腕掌橫紋的中點處，當掌長肌腱與橈側腕屈肌腱之間。

【針灸方法】直刺0.3～0.5寸，有麻感後小幅捻轉，留針20分鐘。

【經驗之談】「大陵」之「大」即高大，「陵」為丘陵、隆起之義，為類比取象法。掌根處阜起酷似丘陵之隆起，而本穴位於掌根處阜起之下，故而得名「大陵」。大陵為心包經之輸穴，陰經以輸代原，故又為原穴。

大陵穴善治手指痙攣及手臂經筋弛緩、拘急和胸脇、肘臂等疾患，有舒筋活絡、行血散滯和壯筋補虛之效。針刺時如能使針感傳至指尖，痙攣常能即刻緩解。有歌訣

云：「手痙攣症針大陵，淺刺一至三分行，深刺反而無效果，妙針一次痙攣停。」

手指痙攣與心火過旺、肝血不足有關，而大陵之所以能夠取得速效，實得益於大陵穴清心瀉火之力，所以《針灸大成》指出：「心包經實證，大陵主之。」於是，大陵穴又為心熱口臭、口舌生瘡、心悸失眠等症之要穴，也就不難理解了。

6. 腎虛腰痛特效穴——復溜穴

腎虛腰痛是中老年人的常見病症，多表現為腰痛綿綿、酸軟不止，喜按喜揉，伴腿膝乏力，遇勞更甚，常反覆發作。腰部無明顯和固定的壓痛點，無明顯運動功能障礙。

腎虛是中醫的說法，是指腎的精氣不足。腎之精氣不足隨著時間的推移，會向「陽虛」或「陰虛」的方向發展。如偏腎陽虛者，會出現腰間冷痛、手足不溫、面色蒼白、便溏、溺清、舌淡、脈沉細或虛軟無力等。如偏腎陰虛者，則出現腰痛綿綿、面色黧黑、頭暈耳鳴、咽乾口燥

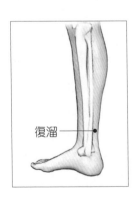

復溜

等。陰虛不能制火，會出現面紅升火、內熱心煩、小便黃赤、舌紅脈數等「虛火上炎」的症狀。

中醫認為，「腰為腎之府」，「腎主骨、生髓」，如腎精虧損，則腰脊失養，特徵是腰部酸軟無力，其痛綿綿，勞累後加重，休息後減輕，按揉後感覺舒適。多為先天稟賦不

足，後天又勞累太過或久病體虛，或年老體衰，或房事不節，導致腎精虧損，無以滋養腰脊而發生疼痛。

現代醫學認為，腎虛腰痛多數與腎上腺皮質激素水準的下降，特別是性激素分泌減退和蛋白質缺乏有關。腰部X光線檢查，可發現骨密度普遍下降，骨小梁變細減少，椎體呈雙凹樣畸形或楔形變等骨質疏鬆徵象。

【標準定位】位於小腿內側，腳踝內側中央上兩指寬處，脛骨與跟腱間（或太谿穴直上2寸，跟腱的前方處）。

【針灸方法】直刺0.8～1.0寸，得氣後留針20～30分鐘。

【經驗之談】《素問・刺腰痛論》中有足少陰令人腰痛之論述，「足少陰令人腰痛」就是指「腎虛腰痛」。文中說：「足少陰令人腰痛，痛引脊內廉，刺少陰於內踝上二。」又說：「內踝上二，足少陰之復溜也。」

可見兩千多年前，復溜就是治療腎虛腰痛的要穴，有歌賦云：「內踝上方陷復溜，強腰滋腎下焦求。」在董氏奇穴中，治療腰骶痛的特效穴也是復溜穴。

復溜之所以對腎虛腰痛如此有效，全在於復溜滋陰補腎的功效。有人評價復溜穴滋補腎陰的效果，謂其「相當於六味地黃丸的功效」，看來此言不虛。

7. 急性腰扭傷特效穴——後谿穴

急性腰扭傷俗稱「閃腰」、「岔氣」，與慢性腰肌勞損最大的區別就是在扛抬重物或運動轉身時，突然疼痛發

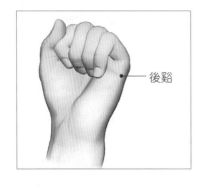

後谿

作、感覺腰部無力支撐，無法活動，也無法站立，需人扶持。稍稍轉身或彎腰則痛苦異常。西醫病理分析，急性腰扭傷多引起腰部肌肉、筋膜、韌帶、關節等組織的撕裂傷，使部分肌腱、韌帶纖維斷裂，脊椎小關節錯縫，滑膜嵌頓絞鎖。損傷後局部軟組織滲血，深部形成血腫，局部疼痛，肌肉痙攣。

後谿穴為手太陽小腸經之輸穴，「輸主體重節痛」，且手太陽經與足太陽經為同名經，兩經脈氣相通，後谿穴又為八脈交會穴之一，通於督脈，「督主一身之陽氣」，針後谿穴可使陽氣得以轉輸運行，氣運血行，腰痛立癒。

【標準定位】位於第5指掌關節後尺側的遠側掌橫紋頭赤白肉際處，微握拳取之。

【針灸方法】向合谷穴透刺0.8～1.2寸深，待得氣後快速捻轉，加強刺激1分鐘許，再令患者站立，盡最大可能地前俯後仰，從緩慢和小幅度開始，逐漸加大幅度和加快速度。疼痛明顯減輕後再留針15～20分鐘即可。留針期間，每5～10分鐘大幅捻轉1遍。

【經驗之談】針刺後谿穴治療急性腰扭傷，多有「輕者1次即癒，重者2次可癒」之報導。有人對腰痛取穴做了更深入的研究之後提出，如果損傷在足太陽經的，以針刺後谿穴療效最好。足太陽經循行於腰部兩側，也就是說，疼痛在腰部兩側的，當首選後谿穴。研究還提出，如

傷在督脈（指疼痛部位在脊柱中央），針刺人中穴效果明顯。如傷在足少陽經的，取腰痛穴最爲理想。同時該研究還證實了，針刺的同時配合自身運動，療效明顯高於不配合自身運動者。

有人先在後谿穴上塗少許凡士林，粘住麥粒大的艾炷，直接灸後谿穴3壯，治療麥粒腫效果甚好。輕者只灸1次即癒，重者施灸2次後可根治。一般在施灸後第1天，如未成膿的麥粒腫可自行消退，不會再成膿；如已成膿的在施灸後第2天開始潰膿，3天後膿淨，局部不留疤痕。對於反覆發作者尤效。取穴原則爲，如病在左側灸右側後谿穴，病在右側灸左側後谿穴。

8. 慢性腰肌勞損特效穴──盒灸腰部華佗夾脊穴

慢性腰肌勞損的主要症狀是腰部疼痛長期反覆發作，因此有人稱爲「功能性腰痛」。引起慢性腰肌勞損的主要原因是急性腰扭傷後遺症及長期反覆的腰部慢性損傷。

急性腰扭傷後遺症是指急性腰扭傷後，因治療不及時、處理方法不恰當、腰扭傷後沒有很好臥床休息等因素，也有可能因癒合的瘢痕組織面積過大而導致慢性腰肌勞損。

長期反覆的腰部慢性損傷常與職業和工作性質有一定的關係，如上班時必須久坐、久站或扛抬重物等，以及習慣性姿勢不良，或長時間處於某一固定體位，而引起腰部慢性損傷。

慢性腰肌勞損的特徵是腰部隱隱作痛，或酸痛不適，早晨起床時減輕，活動後加重，站立或彎腰時間稍長，便

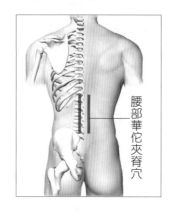

腰部華佗夾脊穴

會直不起腰來。腰痛多在腰部兩側或在以腰骶關節為中心約一個手掌大的部位。休息、適當活動或經常改變體位姿勢可使症狀減輕。勞累、陰雨天氣、受風寒濕影響則症狀加重。常喜用拳頭捶擊腰部，可暫時輕鬆一些。

【標準定位】位於背部正中線，腰部兩側離脊椎棘突0.5寸處。

【針灸方法】用艾絨適量或剪取艾條1～2小段，放入灸盒，點燃，加蓋，視火力調節盒蓋位置。

【經驗之談】夾脊穴所在恰是督脈與足太陽膀胱經經氣外延重疊覆蓋之處，於此聯絡、溝通二脈，能起到夾督脈之陽、助膀胱之氣、調理臟腑、疏通經脈、調節兩經的整合作用。且夾脊穴與諸臟腑背俞相鄰，五臟六腑之氣均由此轉輸，借助於氣街之經氣的共同通路，起到了其他腧穴起不到的調節樞紐作用。

盒灸腰部華佗夾脊穴前，也可先用1寸毫針直刺，得氣後留針10～15分鐘，起針後再用盒灸，臨床體會對症狀較重的患者能較快得到緩解。至於針刺的安全性，有研究者對華佗夾脊穴的局部解剖研究後指出，直刺華佗夾脊穴安全可行，不至於刺入胸、腹腔而損傷臟器。且針尖置於錐板之上，即使患者突然咳嗽或偶然移動身軀也不致造成意外。

也可在盒灸腰部華佗夾脊穴前，用梅花針叩刺盒灸範圍，直至皮膚潮紅後再用盒灸，也有助於療效。

9. 坐骨神經痛特效穴——環跳穴

坐骨神經痛是指坐骨神經通路及其分佈區域內（臀部、大腿後側、小腿後外側和腳的外側面）的疼痛。疼痛多由臀部向下放射至足部，呈陣發性加劇，夜間更甚。

另外一個顯著特徵是「直腿抬高試驗」陽性。試驗方法很簡單，躺下，兩腿伸直，先將健腿抬起，毫無障礙。當抬起患腿時，一般抬高到離床面30°～40°時，就會發生疼痛。

坐骨神經痛以單側為多，多見於男性青壯年。劇烈的疼痛會造成「間歇性神經性跛行」，行走幾步便要蹲下或坐下來休息後才能再走。彎腰、打噴嚏、咳嗽都會使疼痛突然加劇。還伴有肌力減退、感覺遲鈍、反射失常、下肢酸麻，嚴重的還會出現麻木及肌肉萎縮等症狀。

針刺環跳穴能疏通足三陽經之氣血，治療足三陽經之病變，最終達到「通則不痛」的目的。

【標準定位】位於大轉子與督脈腰俞之直線上、近大轉子側1 / 3處凹陷中。取穴時側臥，伸下足，屈上足。

【針灸方法】直刺2.5～3.0寸，作捻轉提插手法，使針感向下傳導至足為佳。

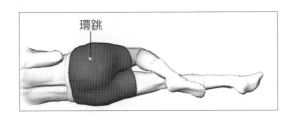

環跳

【經驗之談】針灸最講究「氣至而有效」，因此針感能否傳導至足是能否取得預期效果的關鍵。有研究將以上定位法稱爲「傳統取穴法」，將適當「偏移」環跳穴的定位，在股骨大轉子最高點與骶管裂孔連線的內3/5與外2/5的交點處進針，稱爲「新法取穴法」，對這兩種取穴法進行了針感傳導對比。兩種取穴法人數相等，按偏瘦、偏胖、正常劃分爲三種體型分別對照。

結果：傳統取穴法組中，體型偏瘦者針感傳導至足的占89.3%；體型偏胖者針感均未傳導至足；正常體型者針感傳導至足的占4.0%。新法取穴位法組中，體型偏瘦者針感傳導至足的占10.7%；體型偏胖者針感全部傳導至足，占100%；正常體型者針感傳導至足的占96.0%。

此研究提示，體型偏胖者及正常體型者採用新法取穴法，針感傳導明顯優於傳統取穴法，而體型偏瘦者，還是採用傳統取穴法爲好。

10. 尾骶疼痛特效穴──後頂穴

尾骶疼痛是指尾骶部位的疼痛。多發生於女性，以20～60歲多發。由於尾椎和骶椎的連接比較薄弱，且神經豐富，故極易受傷引起骶尾部疼痛。

尾骶疼痛的特點是長時間取坐位，或從坐位起立時，或擠壓尾骨尖端時疼痛加重，偶有腰骶下部及沿坐骨神經分佈區產生疼痛。嚴重者大便時疼痛加劇，用力排便時尤爲明顯，臥床休息後疼痛緩解。

由於有多數重要肌肉及韌帶附著，如臀大肌、肛門括

約肌、肛提肌、尾骨肌、骶尾韌帶，直腸的一部分及部分臀大肌附著在尾骶關節上，有時臀部、會陰部也會感到不舒服。坐位時用枕頭或海綿當坐墊，可減輕尾骶部位的受壓而減輕疼痛。

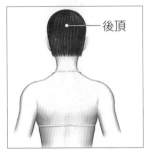

後頂

　　局部有時可見腫脹，壓痛明顯，甚至有的患者腰骶部均有壓痛。肛門指診可觸及壓痛點和成角點。委中、委陽、太谿、腎俞等腧穴有壓痛。

　　【標準定位】位於後囟的人字縫上2分處。

　　【針灸方法】斜刺，刺至穴位皮下後即沿皮平刺。

　　【經驗之談】後頂因穴在頭頂，當百會穴之後而得名。後頂穴用於尾骶疼痛屬「循經遠取」、「下病上取」，多有驗案報導。臺灣針灸名家董其昌用此穴治療尾骶骨痛，特別是對於尾骶骨疼痛劇烈、臀酸下沉的患者，多於針刺後立覺疼痛明顯減輕，被稱爲「董氏奇穴」。只是他將「後頂」穴稱爲「後會」穴，定位無異，名稱不同而已。

　　女性尾骶疼痛要注意排除婦科疾患，因爲慢性盆腔炎或是宮頸糜爛較重時可沿子宮骶韌帶、主韌帶擴散而導致盆腔結締組織炎，引起腰骶部及下腹部疼痛，並伴有下墜感。一旦確診要積極地配合藥物治療。

11. 踝關節扭傷特效穴——養老穴

　　踝關節扭傷多爲踝關節周圍韌帶的過度牽拉或撕裂，扭傷後，踝關節周圍出現腫脹、瘀血和疼痛，活動受到限

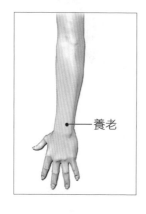

養老

制。

　　從解剖部位來看，踝關節是由脛骨、腓骨下端夾騎於距骨之上形成的。脛骨下端向內突出的部分被稱爲內踝，腓骨下端向外突出的部分被稱爲外踝。這樣的解剖特點決定了踝關節「靈活有餘」而「穩重不足」。

　　青少年活躍好動，喜歡「蹦蹦跳跳」，如果活動前準備活動不充分，就很容易扭傷。下樓梯、下山、走高低不平的路、跳起後落地時一旦不慎失去平衡，都有可能造成腳腕扭傷。還有穿高跟鞋也是扭傷機率大幅提高的原因。

　　【標準定位】位於人體的前臂背面尺側，當尺骨小頭近端橈側凹緣中。取穴時，掌心先向下伏於桌面，另一手食指摁在尺骨小頭的最高點，然後掌心對胸，另一手指遂滑動而摸至骨邊緣，手指所指處即是本穴。

　　【針灸方法】直刺或斜刺0.5～0.8寸，得氣後小幅捻轉後出針。

　　【經驗之談】踝關節外側爲膀胱經循行之處，踝關節扭傷爲病在膀胱經。手、足都有膀胱經，而「手足同名經脈氣相通」，所以踝關節扭傷針刺手部的膀胱經穴位就是「手足同名經取穴法」，又稱「關節對應取穴法」。即踝關節與腕關節相對應、膝關節與肘關節相對應、髖關節與肩關節相對應等，故取位於腕關節處的養老穴。

　　當前對於養老穴穴名的認識，大多是顧名思義，養老是能夠長壽的穴位。也有「望文生義」，認爲「養老」的

「養」，有「益」的意思，針刺養老穴有益於老人的健康長壽，故名「養老」。有的甚至無限地「衍生」開去，高血壓、糖尿病無所不包。

其實，養老穴「神通」並沒有如此廣大，也並非強壯、益壽之穴。唯《穴名釋義》認爲，養老穴是因爲其能夠主治「肩痛欲折，臑似拔，手不能自上下」及「目視不明」等老年性多發性疾病，故而被命名爲「養老」穴。

12. 足跟痛特效穴──下病上取足跟穴

足跟痛多在50歲以後發病，婦女較男子爲多見。發病時足跟或腳底部酸脹作痛，或針刺樣痛，牽連小腿酸痛，行走時因疼痛而步履蹣跚。尤其在清晨醒來，下地的第一步，痛感類似踩到釘子或被刺扎到，常常會痛得鑽心。

職業與足跟痛有一定的關係，如長期站立工作的營業員、跑跳過多的運動員等，因足底蹠筋膜、肌肉、韌帶長期處於緊張狀態，反覆牽拉跟骨附著處而引起足跟底痛。足部先天發育不良的先天性扁平足，也是引起足底痛的常見因素。久病臥床、年邁、骨質疏鬆、骨質增生、足跟有外傷史等，都可引發足跟痛。

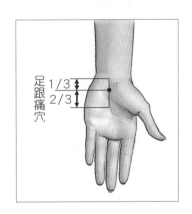

【標準定位】位於手掌大陵穴與勞宮穴連線內1/3處，取健側。

【針灸方法】直刺1寸左

右，行提插捻轉手法。每隔半分鐘運針1次，直至疼痛減輕或消失。針刺的同時，令患者踩患側足跟。

【經驗之談】針治足跟痛有一些常用穴，如《勝玉歌》中的「踝跟骨痛灸崑崙，更有絕骨共丘墟」，《靈光賦》中的「後跟痛在僕參求」等等。取足跟穴的理由一是該穴為經驗穴，二是取穴方便，三是遵循針灸取穴原則中的「下病上取」法。

「下病上取」法是古代針灸家善用的取穴方法，病在足跟而取位於上肢手部的穴位，完全符合這個針灸取穴原則。這樣的「下病上取」法在流傳至今的針灸歌賦中比比皆是。如《肘後歌》中「腿腳有疾風府尋，心胸有病少府瀉」、「陰核發來如升大，百會妙穴真可駭，鶴膝腫勞難移步，尺澤能舒筋骨疼」、「腰背若患攣急風，曲池一寸五分攻」等。

「針刺的同時，令患者踩患側足跟」是針刺療法與運動療法聯合應用，二者相輔相成，互相協同，增強了止痛的作用。

與「踩腳」的原理相同，用拳頭、木棒捶擊足跟，也是個有效的方法：先在足跟部按壓，找到壓痛點後，用拳頭、木棒捶擊足跟壓痛點，輕重結合，直至疼痛減輕。實踐體會，如果用溫熱水泡腳後再來捶擊，會感到分外舒適。

13. 肌注硬結特效穴──圍刺艾灸阿是穴

肌注是肌肉注射的簡稱，肌肉注射最常用的部位是臀

部外 1 / 4 處。有時候肌肉注射後，在針眼周圍會出現硬結，產生脹痛的感覺。不僅影響藥物吸收，還給繼續肌肉注射帶來不便。

　　肌肉注射之所以會產生硬結，不外乎以下這幾個原因：

　　①某些藥物的溶解度很小，如普魯卡因青黴素油劑、黃體酮油劑等常在注射處因吸收緩慢而形成硬結。如氯喹、地高辛等在注射部位極易析出藥物結晶，難以吸收，形成腫塊。還有些刺激較強的藥物如青黴素鉀鹽、氯黴素、鏈黴素、林可黴素、氨茶鹼、硫酸阿托品、治療貧血的鐵劑等，注射後都容易出現硬結，產生疼痛。

　　②肌肉注射的深度不夠。

　　③臀部肌肉不豐滿，血管細小，微循環較差，導致藥物吸收緩慢。

　　④連續注射時間較長。

　　【標準定位】肌注硬結中心及四周。

　　【針灸方法】用短毫針密集圍刺肌注硬結四周，再將艾條點燃後置於硬結上方0.5寸～1.0寸處，使溫熱感傳導至硬結深部，以外觀皮膚灼熱、發紅爲度。每天1～2次，一般2～3天硬結即可消散。

　　【經驗之談】本方既用針刺硬結四周，又用艾灸硬結中心，針、灸並用，能促進硬結部位的血液循環，加速藥液的吸收，起到消散硬結的作用。有報導，單用艾灸消散肌注硬結，總有效率爲95.9%。

　　也可同時採用外敷的方法。

　　1. 跌打丸外敷：將跌打丸碾碎，用75%酒精調成膏狀外敷。

2. 硫酸鎂外敷：用50%的硫酸鎂溶液50毫升，加熱水10毫升，用紗布或小毛巾浸透後敷在硬結處，再用熱水袋按壓熱敷。

3. 松節油：取松節油1份，溫水8份，用紗布浸濕敷硬結處，最好在紗布上覆蓋熱水袋5～10分鐘，至皮膚發紅時取下。

4. 冰片酊：冰片2克，加入75%酒精200毫升，溶解後擦拭於硬結處。

5. 仙人掌：仙人掌去刺後，去皮，切片貼敷，切片大小大於硬結直徑即可。

6. 紫草油：紫草10克，浸泡在100毫升麻油或菜油內6小時後外擦。

14. 針刺後遺痛特效穴——對側相應點

在長期的針灸實踐中，有時會遇到這樣的情況：穴位定位準確、針刺手法也不錯，但是起針後患者告訴您說，針刺部位疼痛。

雖然醫者在操作上沒有錯誤，但是針刺後遺留疼痛總不是正常的情況。總結和回顧臨床遇到的案例，有一些可能是針刺時誤傷血管，造成針尖部位少量出血，由於血液的刺激作用而感到疼痛。也有針刺過深或大幅度捻轉提插造成針感過強，導致出針後的「遺留針感」。誤傷血管的部位如果比較深，按壓穴位可以感覺到深部脹痛。如果誤傷血管的部位比較表淺，出針後在針孔周圍可看到隆起的腫塊，呈烏青色，壓之有脹痛感。

如果針刺的是腹部、背部、腰部的穴位，出針後患者訴說疼痛，要考慮是否刺傷了內臟？如果刺傷了肝、脾，有肝區或脾區疼痛、腹肌緊張、腹部壓痛及反跳痛等症狀。如果刺傷了腎臟，可出現腰痛、腎區壓痛及叩擊痛，或有血尿出現。如果有這些症狀，應立即去醫院處理，不在本症的討論範圍之內。

人體的經絡是左右前後互相對稱的，四肢的穴位左右相同。軀幹也是前後呼應，如任脈對督脈、腎經對華佗夾脊、胃經對膀胱經第一行、肝、脾經對膀胱經第二行，膽經由胸、脇、腰互對，心經由極泉互對，各經莫不前後左右彼此互通。針刺對側相應點，極為有效而止痛最快。頭面、胸腹、四肢任何部位疼痛都可使用這種刺法。

【標準定位】疼痛部位對側相應點。

【針灸方法】直刺或以針刺點為中心，向前後或稍向四周斜刺。痛止即出針。如當即未能痛止，可留針至痛止出針。

【經驗之談】針刺對側相應點，稱為繆刺取穴法。繆刺所治疾病為痛證，且以新發病為主，病程短，病位淺，淺刺不留針，體現了經絡系統的整體調節作用。

您如果學過針灸，可能會問：「那麼不是和『巨刺』一樣的嗎？有何區別呢？」是的，巨刺也是左側有病刺右側，右側有病刺左側，只是巨刺是因「病在經脈」，而繆刺則因「病在絡脈」，因此針刺的部位有所不同。

《素問‧調經論》中王冰的注解說得很明白：「巨刺者，刺經脈，左痛刺右，右痛刺左」，「繆刺者，刺絡脈，左痛刺右，右痛刺左」。因此有人提出質疑，「巨

刺」之「巨」，會不會因爲與「互」字字形相近，以致傳抄、刻版印刷時誤爲「巨」字？歷代針灸晚輩雖存疑問但沒有「確鑿證據」而未敢更改，結果以訛傳訛而沿用至今，目前尚未定論。

又有「局部繆刺法」堪稱「繆刺」之變法。所謂「局部」，即取疼痛點局部相對的反應點，與「左痛刺右，右痛刺左」不同。如臂外側痛，刺臂內側對應點；背部痛，刺胸部對應部位；腰部痛，刺腹部對應點；內踝痛，刺外踝對應點；股前痛，刺股後對應點等等。

六、 皮膚科疾病

1. 痤瘡特效穴──刺血拔罐大椎穴

　　痤瘡又名「粉刺」。發病部位一般在面部，但是頸部及胸背部也可發生。主要症狀為皮膚上形成丘疹、膿疱、結節、囊腫、瘢痕等損害。

　　毛囊口出現淡黃色或正常皮色的圓錐形丘疹，用手指擠壓，有小米或米粒樣白色脂栓排出，稱為白頭粉刺。丘疹頂端因氧化而變黑，稱為黑頭粉刺。皮脂腺開口完全堵塞，形成丘疹，稱為丘疹性粉刺。若發生炎症，粉刺發紅，頂部發生小膿疱，稱為膿疱性粉刺。

　　膿疱破潰或自然吸收，產生凹陷，稱為萎縮性粉刺。如為淡紅色或暗紅色大小不等的結節，稱為結節性粉刺。形成囊腫，擠壓時有波動感，稱為囊腫性粉刺。膿腫破潰後形成疤痕，稱為疤痕性粉刺。

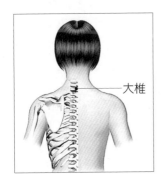
大椎

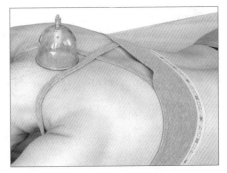

痤瘡的發生原因較複雜,與多種因素有關,如內分泌紊亂、飲食結構不合理、精神緊張、內臟功能紊亂、生活或工作環境不佳、某些微量元素缺乏、遺傳因素、大便秘結等。

【標準定位】在頸項部,當第7頸椎棘突下凹陷中。

【針灸方法】用三棱針點刺大椎穴出血,然後迅速地拔上火罐,留罐10～15分鐘,使其出血2～3毫升。

【經驗之談】大椎穴刺血拔罐治療痤瘡有大量的報導,已被針灸科、皮膚科醫生以及美容院所廣泛採用,是治療痤瘡效果比較確鑿的針灸方法之一。

本法是依據中醫前輩「血實而決之」、「宛陳則除之」的治療原則,用針刺放血快速地「祛其惡血」,使邪熱隨「惡血」而出,邪熱與惡血並出則經絡暢通、氣血運行、陰陽平和,由此達到清熱解毒、瀉火消腫的目的。

2. 蕁麻疹特效穴——連續拔罐神闕穴

蕁麻疹俗稱「風疹塊」,是發病率比較高的皮膚病之一,有資料說大約有15%～20%的人一生中至少發作過一次蕁麻疹。

該病可發生於任何年齡,以青壯年為多,男女無明顯差異,且任何季節均可發病。

蕁麻疹的典型症狀為:疹塊常突然發生,先有皮膚瘙癢,隨即起風團,呈鮮紅色或蒼白色或皮膚色,風團大小不一,形態多樣,此起彼伏,多在1～2小時或幾小時內,最多1～2天內自然消失,但別處又出現新的疹塊。皮損常

隨瘙抓而增多，且很快融合成片。發作時間不定，一日可多次反覆發作，多持續半小時或數小時後自行消退，消退後皮膚恢復正常，有時有暫時的色素斑，稍後會自然消退，不留痕跡。

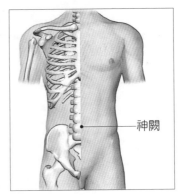

神闕

【標準定位】肚臍中央。

【針灸方法】先在神闕穴扣上火罐後立即拔出，再立即扣上，反覆進行閃罐，連續在神闕穴閃罐10次後留罐10～15分鐘。小兒肌膚嬌嫩，留罐時間可縮短至5～8分鐘。

【經驗之談】神闕穴位於臍中，爲「先天之結蒂」，「後天之氣舍」，乃神氣出入之門戶，介於中下焦，又是腎間動氣之所在。因爲任、督、沖3條經脈在神闕穴相會，所以神闕穴能夠聯繫全身經脈，並借由經脈之氣通貫五臟六腑、四肢百骸、五官九竅及筋骨皮肉，所以神闕穴是「十二經之根，元氣之繫，生氣之源，五臟六腑之本」。

神闕穴拔罐能提高人體抵抗力，有抗過敏的療效。有研究資料表明，神闕穴拔罐使臍部皮膚上的各種神經末梢進入活動狀態，以促進人體的神經、體液調節作用，提高免疫功能，激發抗病能力，從而改善各組織器官的功能活動，尤其是能加速血液循環，改善局部組織營養，調整自主神經系統功能失調，體現出防病治病的良好作用。

支氣管哮喘也與過敏有關，因此神闕穴拔罐對支氣管哮喘也常有意想不到的效果。

3. 老年性皮膚瘙癢症特效穴──艾灸血海穴

　　老年性皮膚瘙癢症，顧名思義，患者為60歲以上的老年人。老年人的皮脂腺、汗腺萎縮、皮膚變薄乾燥，缺乏皮脂潤滑，而皮脂膜中的游離脂肪酸、乳酸鹽、尿素和尿酸是天然的保濕因子，和角質層一起，防止皮膚水分的丟失，對皮膚起著保濕的作用，因此，皮膚容易受周圍環境冷熱變化的刺激而誘發瘙癢。雖然沒有生命危險，但卻常常令人寢食難安、痛苦不堪。

　　典型的症狀是一旦脫衣上床睡覺，溫暖的身體受到室內較涼的空氣刺激，便立即誘發皮膚發癢。一般情況下，小腿脛骨前面的皮膚先開始發癢，逐漸蔓延到大腿，直至周身，這是因為脛骨前面的皮膚中分佈的皮脂腺最少的緣故。瘙癢會隨著被窩溫度的升高而逐漸劇烈。

　　瘙癢一般日輕夜重，皮膚除瘙癢外還有燒灼、蟲爬及蟻行等感覺。感情衝動、環境溫度變化及衣服摩擦等刺激，都可引起瘙癢發作或加重皮膚瘙癢。

　　【標準定位】在髕骨內上緣上2寸。患者屈膝，醫者以左手掌心按於患者右膝髕骨上緣，拇指尖下是穴。

　　【針灸方法】將艾條點燃，待火燒勻後，距血海穴皮膚1公分處施灸，以自覺皮膚熱燙為度。連續施灸20～30分鐘。

　　【經驗之談】觀「血海」之名，可知其血液聚集、充斥的範圍之巨大。也由此可知，血海穴為治療血症的要穴。

老年人皮膚瘙癢多爲「氣血虧虛，不能充膚澤毛」，屬於「風」證，「血海主治諸血疾」（《刺灸心法要訣》），爲治「血」之要穴，正符合「治風先治血，血行風自滅」的治療「風」證的基本原則。

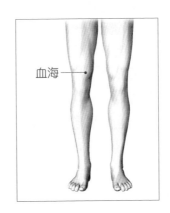

血海

現代實驗也證明了刺激血海穴可改善血液的「高凝聚」狀態，促進血液循環，具有較好的活血化瘀的功效。

適量攝入高脂肪食物可以預防老人皮膚瘙癢症的發生，還有利於維生素 A 和維生素 E 的吸收，有防治皮膚乾燥和老化的作用。

4. 雀斑特效穴——火針點刺斑點中心

雀斑是指發於顏面等處散在的黑褐色斑點。臨床表現爲針尖至扁豆大小的黃褐色或暗褐色斑點，呈密集或散在狀，邊界明顯。色素斑呈點狀或圓形、卵圓形，或呈各種不規則的形態；多發於顏面、頸部，尤其是鼻與兩頰周圍最爲常見，大小如同針尖至米粒大，直徑一般在 2 毫米以下，呈淡褐色至深褐色不等；分佈數量少者幾十個，多者成百，多數呈密集分佈，但互不融合，孤立地布散在面部周圍，嚴重者也可見於手背、頸、耳前後、耳腔、肩臂等軀體暴露的部位，多數呈對稱性。

目前，火針點刺除斑已經成爲針灸醫生及美容診所最

常用的方法。一般用平頭火針，視雀斑斑點的大小，分別選用粗、中、細三種型號的平頭火針。即斑點大則用粗號平頭火針，斑點小則用細號平頭火針，斑點中等則用中號平頭火針。

【標準定位】雀斑斑點或斑塊。

【針灸方法】選擇大、小適中的平頭火針，在酒精燈上燒紅，對準雀斑速刺。雀斑色深，針刺力度宜略大，點刺速度宜稍慢；雀斑色淺，針刺力度宜略小，點刺速度宜稍快。

【經驗之談】點刺後局部皮膚結痂，約兩週後痂皮脫落。脫落後一週內皮膚可能呈淡紅色，但一週後即可轉爲正常膚色，不留任何痕跡。

對於雀斑較多者，可分次（即多次）、分批（即先點刺大的斑點，繼刺小一些的斑點）點刺。有遺漏者在結痂脫落後再行補刺。

點刺時，將火針在「燈上燒，令通紅，用方有功。若不紅，不能去病，反損於人」（《針灸大成》）。

據研究，雀斑發生於表皮的最下層——基底層（生長層），因此點刺的深度要適中，「切忌太深，恐傷經絡，太淺不能去病，惟消息取中耳」（《針灸大成》）。

日曬可使黑色素活性增加致使表皮基底層黑色素含量增多而加重色斑。常見夏季斑點數目增多、顏色加深、皮損變大，而冬季斑點數目減少、顏色變淡、皮損縮小，就是因爲夏季日曬過多，冬季日曬相對較少的緣故。由此看來，防曬也是防治雀斑的治療措施之一。

5. 脂溢性皮炎特效穴──梅花針叩刺皮損區

　　脂溢性皮炎顧名思義是與皮脂溢出有關的皮膚炎症，因此好發於皮脂腺分佈較多的地方。頭皮、面部、胸部及皺褶部皮脂腺分佈較多，因此在這些部位比較容易發生脂溢性皮炎。

　　最多見的是頭皮部位，開始為輕度潮紅斑片，上覆灰白色糠狀鱗屑，伴輕度瘙癢，皮疹擴展，可見油膩性鱗屑性地圖狀斑片；嚴重者伴有滲出、厚痂、有臭味，可侵犯整個頭部。頭髮可脫落、稀疏。

　　面部多見於鼻翼、鼻唇溝和眉弓，出現淡紅色斑，覆以油膩性黃色鱗屑，常滿面油光。胸部、肩胛部，初為小的紅褐色毛囊丘疹伴油膩性鱗屑，以後漸成為中央具有細鱗屑，邊緣有暗紅色丘疹及較大的油膩性的環狀斑片。

　　皺褶部多見於腋窩、乳房下、臍部和腹股溝等，出現邊界清楚的紅斑，有少量皮屑，表面濕潤、常伴有糜爛和滲出。多見於30～50歲，尤其是肥胖的中年人，與體質有關。

　　西醫認為是由於皮脂分泌增多和化學成分的改變，使原本就存在於皮膚上的正常菌群，如卵圓形糠疹芽孢菌等大量生長、繁殖，由大量增多的皮脂，分解出游離脂肪酸，刺激皮膚而引起脂溢性皮炎。

　　【標準定位】皮損區。

　　【針灸方法】用75%酒精消毒皮損區域後，用梅花針反覆叩刺，使皮膚略紅、微微出血即可。每天治療1次，

直至痊癒。

【經驗之談】梅花針叩刺病變區域，能有效地清泄患處皮膚鬱積的熱毒和濕毒，微量出血改善了皮損局部的血液循環，熱毒、濕毒除而肌膚逐漸得到濡養，從而達到止癢和痊癒的效果。

明白了這個道理，在叩刺時如果能夠忍住痛，多叩刺出一些「毒血」，效果就會更好一些。

七、 五官科疾病

1. 牙痛特效穴——合谷穴

俗話說「牙痛不是病，痛起來真要命」。由於牙體內有神經纖維分佈，故當牙齒受到損傷時，牙齒的神經組織受到直接或間接的刺激，傳遞到中樞，人們就會感到牙痛。當牙齒損傷傷及牙本質和牙髓時，疼痛就會相當劇烈。

老年人牙痛要防止冠心病、心絞痛，此種牙痛是不典型的急性心肌梗塞或心絞痛的一個特殊類型，老年人對痛覺的敏感度降低，以致心絞痛的部位可以在胸骨後或心前區，也可放射到下頜骨、下牙齒等部位，與急性牙髓炎的牙痛頗為相似，醫學上稱之為「心源性牙痛」。

【標準定位】位於手背，第1、2掌骨間，當第2掌骨橈側的中點處。

【針灸方法】交叉取穴，即左邊牙痛，取右側合谷穴，右邊牙痛，取左側合谷穴。對準勞宮穴或後谿穴刺入1.2～1.5寸，大幅捻轉，針感傳至手指或向上傳至肘部，留針30分鐘。留針期間，每隔2～3分鐘捻針1次。

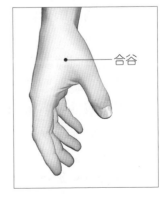

合谷

【經驗之談】針灸界普遍認

為，垂直手背平面直刺或透向後谿、勞宮方向斜刺是比較安全的。不過，垂直手背平面直刺所產生的針感不及斜向後谿、勞宮方向來得強烈，而足夠強烈的針感才能迅速顯現止痛的效果，筆者認為，針治牙痛時，還是向後谿、勞宮方向斜刺比較可靠。

平時不痛，只在乘坐的飛機升空後出現牙痛，醫學上稱為「航空性牙痛」，或稱為「氣壓性牙痛」。這是由於氣壓改變而引起的，針刺合谷穴也能「針到痛除」。如未帶針具，或不會針灸，可迅速按壓合谷穴，也有明顯的止痛效果。

還有，牙痛的孕婦不宜針刺合谷穴，合谷穴會引起懷孕子宮收縮。產科醫生利用合谷穴的這一特性，越來越多地用於催產，以縮短產程。

2. 急性結膜炎特效穴——點刺出血太陽穴

急性結膜炎俗稱「紅眼病」，因發病時兩眼通紅而得名。有很強的傳染性，傳播途徑主要是由接觸傳染，往往經由接觸病人眼分泌物或與紅眼病人握手或用髒手揉眼睛而被傳染。

常雙眼同時或先後發病，兩眼通紅、畏光流淚、熾熱感樣疼痛，眼屎增多以致膠粘睫毛，尤其是早晨醒來時常因為眼屎膠粘睫毛而睜不開眼，眼瞼出現紅腫。有時因眼屎較多，擋住角膜，常有一時性視力模糊，瞬眼後眼屎移動而能正常視物。

患眼有摩擦感、灼熱或疼痛、癢感，可見有結膜充

血、水腫、血管走行模糊不清，
甚至有出血斑等。

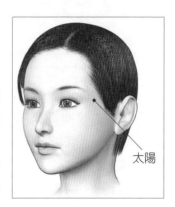

太陽

　　西醫將急性結膜炎按病原分
為細菌性急性結膜炎和病毒性結
膜炎。分別使用抗菌及抗病毒的
眼藥和口服藥來治療。

　　【標準定位】在顳部，當眉
梢與目外眥之間，向後約1寸的
凹陷處。

　　【針灸方法】在太陽穴及附近範圍內選擇暴露明顯的
靜脈血管，用三棱針點刺，使其自然出血。若血出不暢或
血瘀不出者，可用手擠出數滴，也可點刺後迅速加拔小火
罐。點刺時要掌握針刺深度，以不穿透血管底部為宜。如
出血量已經足夠，但還在出血者，用消毒乾棉球按壓片
刻，即可止血。

　　【經驗之談】太陽穴點刺出血的部位為「眉後陷中紫
脈」（《奇效良方》），按現代解剖學部位，應是頭側部
較粗大、表淺的顳淺靜脈。在《奇效良方》中，還介紹了
使顳淺靜脈怒張的辦法，倒也別具一格。現代針灸書籍中
已很少提及，在此作一介紹。

　　方法有二：一是「用帛一條緊纏其頸，紫脈即見」。
二是「以手緊扭其領，令紫脈見，卻於紫脈上刺見血」。
今人未見有採用此法者。如遇太陽穴處「乾癟」，放血不
暢者，可任意選擇以上一種古法，即可使點刺出血順利實
施，實在不失為臨時應急之妙法，特錄之。

3. 麥粒腫特效穴——點刺放血耳尖穴

麥粒腫俗稱「偷針眼」，西醫名爲「瞼腺炎」，是眼瞼的急性化膿性炎症，患者上瞼或下瞼邊緣，長出一個紅腫的硬結，大多是金黃色葡萄球菌進入瞼緣睫毛的毛囊皮脂腺感染所致。

不注意眼的衛生，用不乾淨的手、毛巾、手帕等擦眼，導致細菌侵入到眼瞼腺內，是引起麥粒腫最直接的原因。

麥粒腫因所患部位不同而有內外之別，症狀略有差異。外麥粒腫又名「瞼緣癤」，初發時眼瞼紅腫、疼痛；近瞼緣部可觸及硬結，並且有明顯壓痛，數日後硬結變軟化膿，在睫毛根部附近出現黃白色膿頭。膿頭破潰後，膿液排出，紅腫迅速消退，疼痛減輕。

炎症如由一個腺體擴散到其他腺體，可形成多個膿點，眼瞼高度紅腫，鄰近球結膜水腫，耳前淋巴結出現腫痛。幼兒和老年體弱者甚至出現畏寒、發熱等徵象。

內麥粒腫由於感染的瞼板腺位於較堅實的瞼板組織內，所以眼瞼紅腫沒有外麥粒腫那樣顯著，但是疼痛卻比較劇烈，持續的時間也較長。

【標準定位】雙側耳尖最高點。

【針灸方法】用三棱針點刺後用手擠捏，一般擠出1毫升血左右，用乾棉球揩去即可，每日1次。

【經驗之談】中醫認爲，麥粒腫的致病原因是「太陽經結熱」。《靈樞·經脈》載有足太陽經的支脈至耳上角，又說「耳爲宗脈之所聚」，因此耳尖放血，具有開

導、疏瀉足太陽經的功效，太陽經氣得以疏通，氣血得以運行，疾病自然消退。耳尖放血，實乃瀉法，符合《黃帝內經》中「血實者宜決之」的治療原則，故取效迅速。

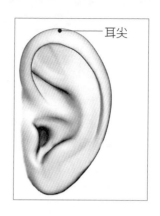

耳尖

耳尖放血療法如及早施行，第二天麥粒腫即明顯縮小乃至消散。如果延至局部軟化形成膿點後再行放血，就難取得速效了。

耳尖放血之所以能夠取得速效，是因為放血能夠疏解「太陽經結熱」。反過來思考，凡是「太陽經結熱」的疾病，都可以用耳尖放血來治療。因此凡「太陽經結熱」所致的疾病如高血壓、急性扁桃體炎、流行性腮腺炎、口唇疱疹、肛周膿腫、痤瘡等，都有大量的用耳尖放血取效的報導，疾病雖異，機理相同。

4. 眼瞼下垂特效穴——懸灸三陰交穴

眼瞼下垂指的是上眼瞼部分或完全不能抬起，致上眼瞼下緣遮蓋角膜上緣過多，從而使病眼的眼裂顯得較正常眼裂小。

眼瞼下垂的病因非常多，涉及到神經科、眼科、內分泌等各科。其中兒童的常見病因是先天性單純性眼瞼下垂、下頜瞬目綜合徵、重症肌無力、外傷等；發生於成年人的主要病因是重症肌無力、慢性進行性眼外肌麻痺、甲亢性眼肌病、顱內動脈瘤壓迫性眼瞼下垂等；發生於老年

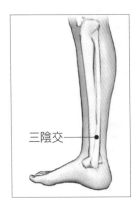

三陰交

人的主要病因是老年眼腱膜退行性變、重症肌無力、腦梗塞後瞼下垂、糖尿病性動眼神經麻痺等。

先天性單純性眼瞼下垂是兒童眼科患者中最常見的眼瞼下垂致病原因。是由於先天性提上瞼肌發育不良，使患兒在出生時就表現出來的一側眼裂較對側小的疾病。

患者常聳眉、皺額、仰頭，形成一種特殊的昂視姿態。如自幼發生此症，長期遮住瞳孔，容易造成廢用性弱視。查看患兒上眼瞼可見其眼瞼較對側薄，睜眼時眼瞼不能有效提起；而讓患兒向下看時，又出現該側眼瞼不能追隨眼球向下運動。75%的患兒為單側起病，部分患兒尚合併該側眼球不能向上轉動。

【標準定位】在小腿內側，當足內踝尖上3寸，脛骨內側緣後方處。

【針灸方法】直刺0.5～1.0寸，局部酸脹，可有麻電感向足底放散或酸脹感擴至膝關節和股內側。

【經驗之談】中醫理論認為「脾主肌肉」，眼瞼屬脾，脾氣虛則肌肉失養而上瞼無力。三陰交穴屬足太陰脾經，與足厥陰肝經、足少陰腎經在此交會，因此能統治脾、肝、腎三經之病。對於後天性眼瞼下垂，懸灸三陰交穴能補益脾胃，提升下陷之中氣。對於先天稟賦不足所致者，因為三陰交穴與肝腎二經交會，故能補益肝腎而有一定的效果。

及早灸治以阻斷病情急速發展，是治療能否取得最佳

效果的關鍵。症狀比較嚴重且發展較快者，在灸治過程中不排除用藥物治療。

5. 眼輪匝肌痙攣特效穴——承泣穴

眼輪匝肌痙攣也稱「眼輪匝肌抽搐」，是指眼瞼不能自控地抽搐、瞤動。中醫稱爲「胞輪振跳」。

發作時上眼瞼或下眼瞼跳動，時頻時疏，不能自控，跳動無規律。有些可伴有面部肌肉及眉毛、口角抽動，每遇勞累常加重。外人一般難以察覺，但是患者自己常心緒不寧、心煩意亂。

眼輪匝肌痙攣的致病原因至今尙未十分明確。據觀察，一般有過勞、久視、睡眠不足等病史，多與精神緊張、過度疲勞、不良情緒等因素有關。

【標準定位】位於人體的面部，瞳孔直下方，眼球與下眼眶邊緣之間。

【針灸方法】用26號1寸毫針，左手拇指向上輕推眼球，針體緊靠眶緣緩慢直刺0.5～1.5寸，不宜提插，以防刺破血管引起血腫。留針30分鐘，每隔5分鐘運針1次。

【經驗之談】承泣穴爲胃經起始穴，又是任脈、陽蹻脈、足陽明這3條經脈的交會穴，所以本穴可調動本經氣血，使之上達於面、充盈絡脈。任脈爲「陰脈之海」，承

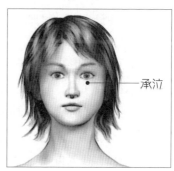

承泣

泣通於任脈，又可調理陰經之氣血上承於面。「陽蹻爲病，陰緩而陽急」，承泣穴通於陽蹻，故能平抑陽亢、緩筋解急。以手按壓承泣穴處，患者大多抽搐立止，且按壓部位有一種特殊的感應，針刺本穴，也常有針到搐止之神效。

針刺承泣穴對於各種眼病均有良性調節作用，由於本穴位於眼區，要特別注意安全。進針時，兩眼平視，瞳孔直下，當眶下緣與眼瞼交界處，貼眶下壁直刺12毫米後，改變針尖向後上方，以免刺傷眶下動脈引起眶內出血。

針刺深度應控制在25毫米以內，以免刺破睫狀後動脈引起眶內深部出血。爲了預防出血，針刺後不提插以及出針後需按壓針孔片刻。

承泣穴還是美容界用來防治眼袋鬆弛的要穴。

6. 迎風流淚特效穴——睛明穴

迎風流淚是患者遇冷風後引起淚液分泌增多，超過正常淚道的排出量，而流至眼瞼外。在室內，眼淚不會流出或流出很少，不引起注意，但出門特別是遇到風吹，眼淚突然增多而去就診。

迎風流淚大致有兩種情況，一種是「冷淚」，另一種是「熱淚」。「冷淚」表現爲眼睛不紅，也沒有痛感，眼淚清稀，迎風更甚。「熱淚」則有一派熱象，如眼睛紅腫熱痛、眼淚黏濁、怕見光亮等。

當眼睛受到冷風的刺激時，淚腺分泌功能增強，便分泌出較多的淚液；老年人是由於皮膚老化、肌肉鬆弛，淚腺和淚道的功能有所退化；更多的人是由於患有沙眼、慢

性結膜炎、慢性淚囊炎等，導致淚道的狹窄或阻塞，淚液積聚於淚囊中，當積聚的量多了，眼淚自然就會流出。

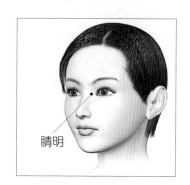

睛明

在迎風流淚患者中，也有一些淚道通暢、眼瞼及淚點位置正常者，平時眼睛無紅腫，也無其他異常，僅僅是遇到冷風則引起流淚。

【標準定位】位於眼內眥角上方0.1寸處。

【針灸方法】靠眶緣緩緩刺入0.3～0.5寸。

【經驗之談】內眥角上稍偏外0.1寸處，是眼球與眼眶之間最大間隙的凹陷中，是深刺而又不易出血的最佳位置，進針阻力小，且方便推開眼球，針刺感應強而安全度較高。

古代還有灸睛明等穴治療流淚的，如《銀海精微・充風淚出》中：「治肝虛迎風淚出不止，宜灸睛明二穴，係大眥頭，風池二穴，臨泣二穴。」說明睛明穴可針、可灸。臨診時依寒、虛狀況而定。寒輕者針，寒重者灸；虛少者針，虛多者灸，靈活應用，效如桴鼓。

7. 耳鳴耳聾特效穴——聽宮穴

耳鳴是指患者自覺耳內鳴響，鳴響的音調各種各樣，高音調的像笛聲、鳥叫、蟬鳴，多屬感音性。低音調的有嗡嗡聲、流水嘩嘩聲、火車隆隆聲等，多屬傳導性。耳鳴

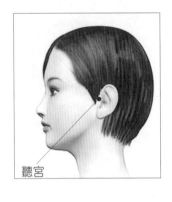

聽宮

可爲間歇性或持續性，或如蟬鳴，或如潮聲，擾人心神不安。

耳聾是指不同程度的聽覺減退，甚至消失。耳鳴可伴有耳聾，耳聾亦可由耳鳴發展而來。

根據聽力測試結果，耳聾的程度可分爲4個等級：聽力損失在25～55分貝，聽普通談話常有困難爲輕度耳聾。聽力損失在55～70分貝，可聽1公尺內的高聲談話，聽較響聲也有困難爲中度耳聾。聽力損失在70～90分貝，一般談話聽不清，只有憑藉對方講話的口型來猜測，或者對著病人的耳朵高聲叫喊才能聽到爲重度耳聾。

據有關資料統計，我國老年人聽力障礙者約占老年人的50％左右，65～75歲的老年人中發病率高達60％。

【標準定位】在面部，耳屏前，下頜骨髁狀突的後方，張口時呈凹陷處。

【針灸方法】直刺0.5～1.0寸。

【經驗之談】耳聾是衰老的表現，醫學專家們提出這樣的觀點：讓鼓膜運動，可以使它健韌，只要振動的次數不衰，鼓膜衰老的時間就會延緩。爲了使鼓膜經常運動，有效的方法是聽音樂。

古代醫學家防治耳鳴、耳聾的自我保健方法有「鳴天鼓」。即用兩手掌心捂緊耳道，使內外空氣隔絕，五指朝後，捂在後腦勺上。食指用力地彈擊在枕骨上，由於耳道內外的空氣被隔絕，只能產生骨傳導，而骨傳導是固體傳

導，食指彈擊後聽到沉悶的「咚─咚」聲，宛如「天鼓」，故此法形象地稱爲「鳴天鼓」。

這種保健方法施行於兩千多年前，雖然當時並不知道鼓膜振動的原理，但是實踐證明有效是最最重要的。記住這句話：睡前「鳴天鼓」，耳好腎好睡眠好。

8. 化膿性中耳炎特效穴──艾灸翳風穴

中耳炎70%～80%由感冒引起。感冒後咽部、鼻部的炎症向咽鼓管蔓延，咽鼓管咽口及管腔黏膜出現充血、腫脹，纖毛運動發生障礙，導致致病菌乘虛侵入中耳，引起化膿性中耳炎。

擤鼻涕的方法不正確也可導致中耳炎。有的人擤鼻涕時往往用兩手指捏住兩側鼻翼，用力將鼻涕擤出。擤鼻涕時所產生的壓力迫使鼻涕向鼻後孔擠出，鼻涕中含有大量的病毒和細菌隨著鼻涕到達咽鼓管而引發化膿性中耳炎。

游泳時應避免將水咽入口中，以免水通過鼻咽部而進入中耳。

給嬰幼兒餵奶時也要特別注意，由於幼兒的咽鼓管比較平直，且管腔較短，內徑較寬，奶汁可經咽鼓管嗆入中耳而引發化膿性中耳炎。因此，餵奶時取坐位較爲安全。

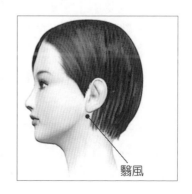

翳風

【標準定位】位於耳垂後方，耳後乳突與下頷角之間的

凹陷處，當耳朵下方耳垂後遮住之處取穴。

【針灸方法】先用消毒棉籤拭淨耳內膿液，滴入雙氧水清洗，反覆數次，然後點燃艾條，置於距患側翳風穴皮膚2～3公分高度處，以雀啄法薰灸，直至穴區皮膚潮紅，按之有烙熱感，共約15～20分鐘。

【經驗之談】翳風穴之「翳」，原指羽扇，用作遮掩。穴在耳根部，爲耳垂所掩蔽，故而得名。《靈樞‧經脈》記載，手少陽三焦經和足少陽膽經「其支者，從耳後入耳中，出走耳前」，「經脈所過，主治所及」，故翳風穴能治一切耳部疾患。

有人用潔黴素0.6克加山莨菪鹼10毫克加地塞米松注射液5毫克，於翳風穴注射，治療久治不癒的慢性化膿性中耳炎，收到滿意的療效。

風邪最容易從翳風穴侵入，秋冬之季一夜大風之後，常有口眼喎斜者前來針灸科就診，原因就是耳垂後面凹陷處的翳風穴感受了「賊風」所致。

中老年人正氣不足，脈絡空虛，尤其需要嚴密防範。外出時不要忘了圍上圍巾，萬一忘記了，覺得有風吹來時，一定要用手掌蓋住翳風穴周圍，只要保護翳風穴不受侵襲，就能抵擋風邪的侵入。

9. 鼻塞特效穴——迎香穴

鼻塞是一種症狀，雖不是什麼大病，卻很難受。去醫院看病，醫生往往給開滴鼻劑，使用後雖然能夠較快地「通氣」，但是經常使用會導致鼻黏膜乾燥、萎縮等副作用。

　　儘管引起鼻塞的原因很多，但是各種疾病出現的鼻塞症狀總歸有一些差異，從中可以判斷出換了何種疾病。

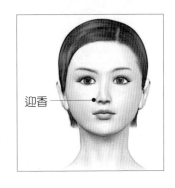

迎香

　　如感冒引起的急性鼻炎，鼻塞的同時伴有發熱、頭痛、全身酸楚等症狀。

　　慢性單純性鼻炎的鼻塞多呈陣發性或者交替性，日輕夜重，常受體位影響，臥位時居下鼻腔鼻塞較重。點滴鼻淨、麻黃素藥水後鼻塞可以好轉較長一段時間。慢性肥厚性鼻炎的鼻塞多為持續性鼻塞，對麻黃素、滴鼻淨不敏感，或者使用後鼻塞好轉僅數分鐘後，又很快出現。

　　過敏性鼻炎的鼻塞多伴有噴嚏頻頻，流清水涕，鼻癢等過敏症狀。萎縮性鼻炎的鼻塞則伴有鼻腔黏膜萎縮、乾燥，因此常鼻涕中帶血。

　　其他如慢性鼻竇炎、鼻息肉、鼻竇囊腫、鼻中隔偏曲等，都可能出現鼻塞的症狀。

　　【標準定位】位於鼻翼外緣中點旁，當鼻唇溝中間。

　　【針灸方法】進針後成35°～40°角斜向上刺，達1.5寸。大幅度捻轉得氣後留針30～40分鐘。

　　【經驗之談】迎香穴歷來是治療鼻塞，提高嗅覺的要穴。有歌云「不聞香臭從何治，迎香二穴可堪攻」。迎香穴還是治療面神經麻痹或面神經痙攣的主要穴位。

　　堅持按摩迎香穴能防治感冒。如果在大便時按揉迎香穴，還能促進排便，不妨一試。

10. 過敏性鼻炎特效穴——鼻炎穴

過敏性鼻炎是一種吸入外界過敏性抗原而引起以鼻癢、打噴嚏、流清涕等爲主要症狀的疾病，以15～40歲者多見。近年來，過敏性鼻炎的發病率呈明顯增高趨勢，國外曾統計其發病率在10%～20%，中國發病率爲37.74%。

過敏性鼻炎的典型症狀主要有3個特徵，一是噴嚏頻頻，呈陣發性、連續性發作，每次打噴嚏不少於5個，多的時候甚至「打個不停」。一般多在早晨起床、夜晚入睡時。二是清水鼻涕不斷，必須不停地用手帕、毛巾、餐巾紙拭去鼻涕。三是鼻癢，只有不停地捏、擤，鼻癢才稍有減輕，以致不敢停歇。

引起本病的吸入性抗原有塵蟎、屋塵、動物皮屑、各種樹木和草類的風媒花粉等，這些抗原的顆粒大都較大（5～25微米）因此被阻擋在鼻腔內而發生變態反應，造成鼻黏膜的充血、水腫及鼻涕分泌增加等一系列表現。

過敏性鼻炎若不及時積極治療可發生鼻息肉、支氣管哮喘、分泌性中耳炎、鼻竇炎等一系列併發症，特別是如果過敏性鼻炎沒有及時治療，很容易患上支氣管哮喘。

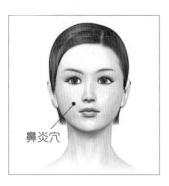

鼻炎穴

據有關調查資料顯示，支氣管哮喘患者同時伴有過敏性鼻炎的約有78%，大大超過普通人群的15%的發病率。在過敏性

鼻炎患者中，伴有支氣管哮喘的約有38％，也大大超過普通人群的2％～5％的發病率，清楚地表明瞭過敏性鼻炎與支氣管哮喘的相關性。

【標準定位】位於顴骨下緣的中點。

【針灸方法】刺入皮下後，調整針尖向鼻翼方向進針3公分左右，得氣後稍作捻轉後即可出針。交叉取穴，即左病取右，右病取左，如兩側鼻孔都病，取兩側穴位。

【經驗之談】鼻炎穴是以功能主治定名的特效穴位。鼻通過經絡與五臟六腑有緊密的聯繫。鼻炎與五臟皆有關，但是與肺的關係最爲密切，所謂「肺氣通於鼻」、「肺氣虛則鼻塞不利」（《靈樞·本神篇》）。

能否使針感傳導至鼻，是保證治療效果的關鍵，除注意進針方向外，還要注意達到一定的深度，捻轉幅度要適當地大一些，才能「氣至而有效」。

11. 咽喉腫痛特效穴——點刺出血少商穴

咽喉腫痛是一種症狀，主要是咽部疾病所引起的。由於咽部黏膜有豐富的神經與血管，任何因素一旦刺激咽部，即可引起神經末梢的痛覺反應，咽痛的感覺主要來自舌咽神經。

引起咽痛的疾病很多，最爲常見的是急性咽炎，常在受寒、過度疲勞、菸酒過度等導致全身及局部抵抗力下降時發病。

初覺咽乾、發脹，逐漸感覺咽喉部發緊、不適、疼痛，接著出現灼痛，空咽唾液時咽痛較劇，下頜淋巴結腫

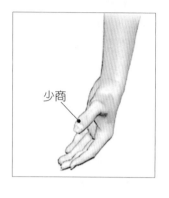

少商

大並有壓痛。嚴重的會出現寒戰、高熱、全身不適、頭痛、食慾不振、便秘、口渴，甚至噁心、嘔吐等全身症狀。

兒童的扁桃體特別容易發炎而引起咽痛，所以凡兒童咽痛，要特別注意檢查扁桃體是否發炎，是否有膿腫？

中醫認為，咽喉為肺胃的門戶，而心、腎、肝、脾、胃等諸經皆絡於咽喉，因此多種臟腑功能的失調都可以在咽喉部有所反應。咽接食管，通於胃；喉接氣管，通於肺。如風熱等外邪薰灼肺系，或肺、胃二經鬱熱上壅，皆可致咽喉腫痛。

一旦出現咽喉腫痛，立即點刺少商穴出血，有立竿見影的功效。

【標準定位】在拇指橈側，去指甲角0.1寸處。

【針灸方法】用消毒的三菱針對準少商穴快速點刺，出血3～5滴。

【經驗之談】少商穴是治療咽痛的特效穴，尤其是在咽痛早期，常效如桴鼓。

少商穴點刺出血後，咽喉腫痛得解，再配合食療，如橄欖汁、蘿蔔湯、柿霜等，則咽喉更覺舒適。

橄欖「治一切喉火上炎」（《滇南本草》）、「治咽喉痛，咀嚼咽汁」（《本草綱目》）。《王氏醫案》中有「青龍白虎湯」，「治時行風火喉痛，喉間紅腫，鮮橄欖、鮮蘿蔔，水煎服」。「柿霜，其功長於清肅上焦火

邪」（《本草經疏》）、「清上焦心肺熱，生津止渴，治咽喉口舌瘡痛」（《本草綱目》）。用柿霜12～18克，溫水化服，每日2次即可。

12. 聲音嘶啞特效穴——照海穴

聲音嘶啞是喉部病變的主要症狀，大多由喉部病變所致，也可因全身性疾病所引起。

聲音嘶啞好發於用聲過度者，如小商、小販高聲叫賣，教師、產品推銷員等說話過多，演員及「卡拉OK」愛好者等高調用嗓、緊張的發言、激烈的爭論與爭吵、長時間大聲啼哭等，都會因為聲帶過度緊張而引起聲音嘶啞。

除了用聲過度之外，某些疾病也會引起聲音嘶啞，如聲帶息肉、聲帶小結、慢性喉炎、急性喉炎、喉的良性和惡性腫瘤、聲帶囊腫、聲帶麻痺、胃酸反流性咽喉炎等。甲狀腺腫瘤、肺結核、縱隔淋巴肉瘤、肺癌、淋巴結轉移癌等，也常常在病因不明的情況下發病，並進行性加重。這是因為頸部和胸腔的這些腫瘤擠壓喉返神經時，也可出現聲音嘶啞。

急性聲音嘶啞常發生於上呼吸道感染之後，如果兩週之後聲音嘶啞仍然沒有好轉，應考慮到醫院耳鼻喉科門診接受專業檢查，最簡單的有間接喉鏡、電子

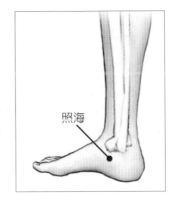

照海

顯微喉鏡、動態喉鏡等，以明確診斷，及時治療。

【標準定位】位於足內側，內踝尖下方凹陷處。

【針灸方法】直刺0.5～0.8寸，捻轉得氣後留針20～30分鐘。

【經驗之談】觀「照海」之穴名，按《針灸穴名釋義》中的說法：「照，指光明照射。海，指廣大深遠。言腎之真陽淵深如海，能光照周身也。」

照海穴在奇經八脈中屬陰蹻，陰蹻主人體一身的水液，而照海穴通於陰蹺，故既能滋腎清熱，又能通調三焦，還能激發腎中精氣，引腎陰上承而潤喉利咽，咽喉得到腎水的滋潤，自然就能夠說、唱自如了。

照海穴又名「陰蹻穴」，《素問・氣穴論》王冰注：「陰蹻穴在足內踝下，是謂照海。」《針灸大成》中也說「陰蹻，照海穴也」。

13. 梅核氣特效穴──四關穴

梅核氣是中醫的病名，首見於宋代《南陽活人書》，與七情不暢、氣血痰鬱有關，多發於女性。

西醫稱本病為「咽部異物感症」，也稱「咽喉神經官能症」、「癔球症」、「咽喉部阻塞感症」、「咽球綜合徵」和「癔球綜合徵」等，不一而足。

梅核氣的症狀主要是咽部的感覺異常，典型的感覺如古醫籍《古今醫鑒・梅核氣》中所描述的那樣：「梅核氣者，窒礙於咽喉之間，咯之不出，咽之不下，核之狀者是也。」

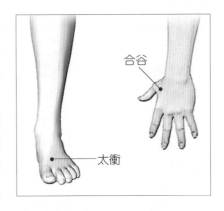

各人的感覺略有差異，但都是咽喉部有「異物」堵塞，感覺則五花八門，有球塞感、緊迫感、黏著感、瘙癢感、蟲爬感、無吞咽困難的吞咽梗阻感等。有時甚至有點變幻莫測，有的感覺「異物」時上時下，有時忽左忽右，有時突然消失，有時瞬間又來。如用手按壓喉部左側，則「異物」向右「逃遁」，如按壓右側，則「異物」向左「流竄」。或者壓之則無，覺得舒服，不壓「異物」又出現等。這些症狀常在吞咽唾液後加重。

中醫認爲本病的癥結在於肝氣鬱結、氣滯血瘀。「四關」穴有卓越的疏肝解鬱、理氣寬胸的功效，且有「上病下取」和「盛則瀉之」之義。凡氣機不暢之病，用四關穴衝關奪隘，行氣活血，具有獨特的療效。

「四關穴」即合谷、太衝四穴的合稱。

【標準定位】合谷穴位於手背第1、2掌骨間，第2掌骨橈側的中點處。太衝穴位於足背側，第1、2蹠骨結合部之前凹陷中。

【針灸方法】合谷穴向後谿穴方向刺入1.2～1.5寸，太衝穴直刺0.5～0.8寸。

【經驗之談】合谷爲手陽明大腸經的原穴，是氣血彙集之處，爲氣血運行之樞紐；太衝爲足厥陰肝經的原穴，是肝經原氣輸注、經過和留止的部位，具疏洩氣機、調節

全身血量之功用。

同時，合谷位置在上，屬於陽經，主氣之行，清輕升散；太衝位置在下，屬於陰經，主血之運，重濁下行。兩穴相配，一陽一陰，一氣一血，一升一降，相互制約，相互爲用，剛柔相濟，同氣相求，如此則升降協調、陰陽順接、氣血調和，則氣不得滯，血不得凝，痰不得聚，則何梅核氣之有哉？

14. 復發性口腔潰瘍特效穴──勞宮穴

復發性口腔潰瘍是一種反覆出現的口腔黏膜損害性病症。中醫學稱之爲「口瘍」、「口疳」、「口糜」、「口中疳瘡」，多發生於口腔黏膜無角化或角化較差的區域，如唇內側、舌尖、舌緣、舌腹、內頰、軟腭、前庭溝等處黏膜。

口腔黏膜先出現圓形或橢圓形的潰瘍，具有紅（潰瘍邊緣色紅）、黃（假膜色黃）、痛（燒熱灼痛）及凹陷（潰瘍內陷）的特點。唇部或舌頭運動或吃飯時出現火灼樣的疼痛，因此害怕吃飯、說話。因爲害怕吞咽，唾液常不自覺地流出口腔。

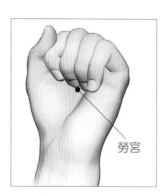

勞宮

據觀察，復發性口腔潰瘍具有過度疲勞後容易發生、月經前口腔潰瘍會有加重、更年期女性患病率增加、懷孕期婦女發生率偏低等特點。

【標準定位】在手掌心，當第2、3掌骨之間偏於第3掌骨，握拳屈指時中指尖處。

【針灸方法】直刺1寸。

【經驗之談】勞宮穴爲心包經之「滎穴」，五行屬火，主治甚多，有清泄心火、調血潤燥、安神和胃、通經祛濕、息風涼血等功效。復發性口腔潰瘍多爲腎陰虧虛、心火偏旺所致，針刺勞宮穴使心火下降，腎陰得以上承而無潰瘍之虞。

如果腎陰虧損、虛火過旺，在針刺勞宮穴的同時，可用艾條灸治湧泉穴，以「引火歸元」、心火下降、腎水上升，則水火既濟、心腎相交，潰瘍得癒。

勞宮穴是人體與外界相通的三大穴之一，百會穴通天，湧泉穴通地，勞宮穴通氣，且可由人體主控，因此氣功的出氣、探氣或各種自我導引都是以本穴爲主。

中醫保健養生法中常用「心腎相交法」。如「鳴天鼓」，就是用勞宮穴緊貼耳孔，耳孔是腎之外竅，勞宮穴屬心包經，「代心行事」，以此達到心腎相交。又如用手心搓腳心，手心屬心，腳心屬腎，手心、腳心相摩、相貼，蘊含了心腎相交的奧妙。當然，用手心拍打腳心，也是心腎相交的一個小小的變通。

由此，勞宮穴也可堪稱人體保健大穴。

15. 顳下頜關節功能紊亂綜合徵特效穴──下關穴

顳下頜關節紊亂綜合徵又稱爲顳下頜關節綜合徵。表現爲關節酸脹、疼痛、彈響和活動受限。

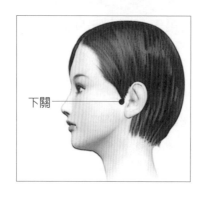

下關

關節酸脹或疼痛尤以咀嚼及張口時明顯，並伴有輕重不等的壓痛。張口時出現彈響，爲清脆的單響聲或碎裂的連響聲。張口受限，但也可出現張口過大或張口時下頜偏斜。此外，還伴有顳部疼痛及全身的頭暈、耳鳴等症狀。

本病好發青壯年，20～30歲女性患病率高。根據調查資料統計，發病率約爲20%左右。多單側發病，雙側發病的極少，僅占發病總數的4%～5%。

【標準定位】位於耳屏（俗稱「小耳朵」）前約一橫指，顴弓與下頜切跡所形成的凹陷處。取穴時閉口，由耳屏向前循摸有一高骨，其下有一凹陷（張口時則該凹陷閉合突起）即是下關穴。

【針灸方法】用2寸毫針垂直刺入1.2寸許，得氣後，針柄上套入1寸長的艾條段，距皮膚約1寸左右，點燃，待艾段燃盡後換新艾條段再灸，反覆3～5段，以局部透熱爲度。

【經驗之談】下關穴有消腫止痛、通關利竅之效。「下關」之「關」，即機關，爲開合之樞機。本穴正當下頜關節處，司口腔之開合，故名之爲「關」。又因其在顴骨弓下，與上關穴相對，故名之爲「下關」。

下關穴歷來就是治療顳下頜關節紊亂的特效穴位。研究發現，針刺下關穴能改善局部的血液循環，解除咀嚼肌

的痙攣。醫學專家還透過下關穴的局部解剖學及神經元分佈的定位研究，爲下關穴治療顳下頜關節功能紊亂的機制研究提供了形態學基礎。

由於下關穴具有十分優異的通調經氣、開關啓閉的功能，因此，下關穴還是面神經麻痺的特效穴。對於上牙疼痛，也常一針見效。

16. 流行性腮腺炎特效穴──火柴灸角孫穴

流行性腮腺炎中醫稱爲「痄腮」。是由腮腺炎病毒侵犯腮腺引起的急性呼吸傳染病，並可侵犯各種腺組織或神經系統及肝、腎、心臟、關節等器官，起病大多較急，無前驅症狀，出現發熱、畏寒、頭痛、咽痛、食慾不佳、噁心、嘔吐、全身疼痛等症狀，數小時後腮腺腫痛逐漸明顯，體溫可達39℃以上。

一側或兩側耳垂下腫大，腫大的腮腺常呈半球形，以耳垂爲中心，向前、後、下發展，狀如梨形，邊緣不清；局部皮膚緊張，發亮但不發紅，觸之堅韌有彈性，有輕微觸痛，說話、進食時疼痛加劇。

約有75%首先一側腮腺腫脹，在1～4天內累及對側，導致雙側腮腺腫脹，頜下腺或舌下腺也可同時被累及。嚴重者腮腺周圍組織高度水腫，使容

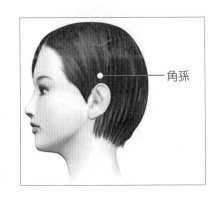

角孫

貌變形，並可出現吞咽困難。

腮腺腫脹大多於1～3天到達高峰，持續4～5天逐漸消退而恢復正常。全程約10～14天。頜下腺和舌下腺也可同時受累，或單獨出現。

頜下腺腫大，表現爲頸前下頜腫脹並可觸及腫大的腺體。舌下腺腫大可見舌及口腔底腫脹，並出現吞咽困難。

【標準定位】耳尖上方髮際處，折屈耳廓取穴。

【針灸方法】患者坐位，醫者右手拇指、食指捏住1根火柴，擦燃後立即吹熄，趁火柴頭剩餘火熱迅速對準角孫穴點一下，略停1～2秒鐘，吹一口氣。

如此反覆操作3～5次，使局部皮肉有灼熱痛感即可。此法爲火柴灸法。

一般點灸後第2天即癒。1次未癒者，可在原穴上再點灸1次。

【經驗之談】角孫穴爲手、足少陽、手陽明之會穴，功可清泄三焦、肝膽之火，通經活絡止痛。

火柴灸係「燈火灸」之變革，「燈火灸」是採用燈芯，醫者用拇指和食指捏住燈芯上段約1/3處，用軟棉紙吸去燈芯上多餘的浮油後點燃，待火焰稍變大，迅速垂直地點灸患者的角孫穴，發出「啪」的響聲，火焰隨之熄滅。

由於臨床實踐中發現點燃燈芯來點灸，不如用火柴直接點灸來得簡便，而且溫熱刺激不減，具有通經活絡、行氣止痛、活血消腫、祛風清熱、瀉火解毒、軟堅散結的效果。由此這種嶄新的點灸方法——「火柴灸」應運而生。

17. 磨牙症特效穴——內庭穴

磨牙症多見於兒童，以上海市
3～6歲兒童磨牙症調查爲例，患病
率爲 38.4%。其中男孩患病率爲
40.6%；女孩患病率爲36.4%。

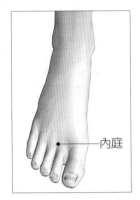

雖然磨牙症多見於兒童，但成年
人也不少見，並且呈逐漸增多趨勢。
據統計，就全世界來看，每4個成年
人中就有1個人患有磨牙症。

磨牙症最直接的影響，使牙齒磨
耗、折裂或完全折斷，還能產生不易被醫生發現的隱裂。
牙齒外形破壞，面下1／3變短，出現蒼老面容。

引起磨牙症的常見誘因很多，已知的有咬合障礙、精
神緊張或興奮、腸道寄生蟲病、佝僂病和消化不良等。有
報導說，磨牙代表一種心理狀況，特別是在生氣、焦慮、
憤恨、悲觀和受虐待時，磨牙更爲嚴重。當潛意識中要逃
避心理壓力時，就會在熟睡之後磨牙。

大多數人知道磨牙症與寄生蟲有關，其實磨牙症與
「胃火」有直接的關係。用胃經的內庭穴清泄胃火，有餘
之火得清、得降，磨牙也就會消失了。

【標準定位】足背第2、3趾間縫紋端。

【針灸方法】向上斜刺0.5～0.8寸。

【經驗之談】內庭是胃經的滎穴，善於清泄胃火。因此
不僅對磨牙症有不錯的效果，凡是胃火上沖引起的牙痛、

咽喉痛、鼻出血以及胃火盤踞胃腸而引起的便秘等，針刺內庭穴有釜底抽薪、立竿見影之效。

最近，日本醫學家的研究發現，經常活動腳趾可以健胃，其原理還是由於經絡的作用，胃經經過腳的第二趾和第三趾之間，管理脾胃的內庭穴也在腳趾的部位，那麼活動腳趾必然刺激到胃經，刺激到內庭穴，於是有胃火者清之、胃氣不足者補之，「火」清、「氣」足，健胃自然是在情理之中了。

有學者說，「早上7～9點時胃經經氣最盛，最宜按摩、針灸」，這是按照經絡氣血流注的順序推算而來的，依據就是經絡理論中的「子午流注」，有點類似於西醫的「時間醫學」。

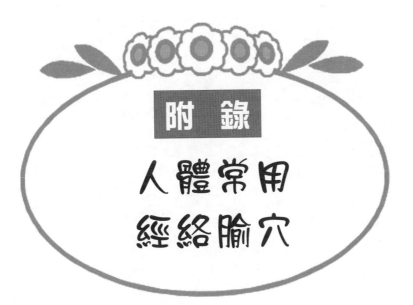

附　錄

人體常用
經絡腧穴

附表1　手太陰肺經腧穴

序號	名稱	定位	主治	操作
1	中府 (LU 1)	在胸前壁的外上方，平第1肋間隙，距前正中線6寸。	咳嗽，氣喘，胸痛，肩背痛。	向外斜刺0.5～0.8寸，不可向內深刺，以免傷及肺臟。
2	雲門 (LU 2)	在胸前壁的外上方，鎖骨下窩凹陷處，距前正中線6寸。	咳嗽，氣喘，胸痛，肩關節內側痛。	向外斜刺0.5～0.8寸，不可向內深刺，以免傷及肺臟。
3	天府 (LU 3)	在臂內側面，肱二頭肌橈側緣，腋前紋頭下3寸處。	鼻出血，咳嗽，氣喘，肩部疼痛。	直刺0.5～1.0寸
4	俠白 (LU 4)	在臂內側面，肱二頭肌橈側緣，腋前紋頭下4寸處。	咳嗽，氣喘，上臂內側痛。	直刺0.5～1.0寸
5	尺澤 (LU 5)	在肘橫紋中，肱二頭肌腱橈側凹陷處。	咳嗽，氣喘，咳血，咽喉腫痛，肘臂攣痛。	直刺0.8～1.2寸或點刺出血。
6	孔最 (LU 6)	在前臂掌面橈側，當尺澤與太淵連線上，腕橫紋上7寸處。	咳血，咳嗽，氣喘，咽喉腫痛，痔疾，肘臂痛。	直刺0.5～1.0寸
7	列缺 (LU 7)	在前臂橈側緣，橈骨莖突上方，腕橫紋上1.5寸。	外感頭痛，咳嗽，氣喘，咽喉腫痛，面癱。	向上斜刺0.3～0.5寸
8	經渠 (LU 8)	在前臂掌面橈側，橈骨莖突與橈動脈之間凹陷處，腕橫紋上1寸。	咳嗽，氣喘，胸痛，咽喉腫痛，手腕痛。	避開橈動脈，直刺0.3～0.5寸
9	太淵 (LU 9)	在腕掌側橫紋橈側，橈動脈搏動處。	咳嗽，氣喘，咳血，咽喉腫痛，無脈症，腕臂痛。	避開橈動脈，直刺0.3～0.5寸

續表

序號	名稱	定　位	主　治	操　作
10	魚際 (LU 10)	在手拇指第1掌指關節後凹陷處，約當第1掌骨中點橈側，赤白肉際處。	咳嗽，哮喘，咳血，咽喉腫痛，發熱。	直刺0.5～0.8寸
11	少商 (LU 11)	在手拇指末節橈側，距指甲角0.1寸。	咽喉腫痛，發熱，咳嗽，失音，中風昏迷，癲狂，小兒驚風。	淺刺0.1～0.2寸或點刺出血。

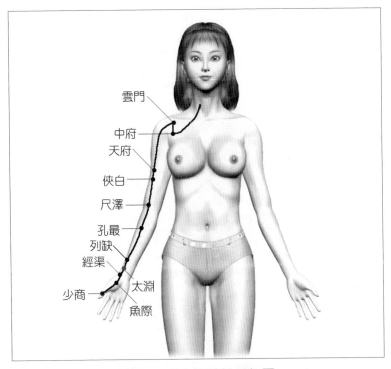

雲門
中府
天府
俠白
尺澤
孔最
列缺
經渠
少商
太淵
魚際

附圖1　手太陰肺經循行圖

附表2　手陽明大腸經腧穴

序號	名稱	定　位	主　治	操　作
1	商陽 (LI 1)	在手食指末節橈側，距指甲角0.1寸。	咽喉腫痛，齒痛，耳聾，耳鳴，熱病，中風昏迷，手指麻木。	淺刺0.1～0.2寸或點刺出血。
2	二間 (LI 2)	微握拳，在食指第2掌指關節前，橈側凹陷處。	咽喉腫痛，齒痛，目痛，鼻出血，熱病。	直刺0.2～0.3寸
3	三間 (LI 3)	微握拳，在食指第2掌指關節處後橈側凹陷處。	目痛，齒痛，咽喉腫痛，身熱，手背腫痛。	直刺0.5～0.8寸
4	合谷 (LI 4)	在手背，第1、2掌骨間，當第2掌骨橈側的中點。	頭痛，齒痛，目赤腫痛，咽喉腫痛，耳聾，痄腮，疔瘡，面癱，腹痛，便秘。	直刺0.5～1.0寸
5	陽谿 (LI 5)	在腕背橫紋橈側，手拇指向上翹起時，當拇長伸肌腱與拇短伸肌腱之間的凹陷中。	頭痛，目赤腫痛，齒痛，咽喉腫痛，手腕痛。	直刺0.5～0.8寸
6	偏歷 (LI 6)	屈肘，在前臂背面橈側，當陽谿與曲池連線上，腕橫紋上3寸。	目赤，耳聾，耳鳴，鼻出血，喉痛，手臂酸痛。	直刺或斜刺0.5～0.8寸
7	溫溜 (LI 7)	屈肘，在前臂背面橈側，當陽谿與曲池連線上，腕橫紋上5寸。	頭痛，面腫，咽喉腫痛，腸鳴腹痛，疔瘡。	直刺0.5～1.0寸
8	下廉 (LI 8)	在前臂背面橈側，當陽谿與曲池連線上，肘橫紋下4寸。	頭痛，眩暈，目痛，腹脹，腹痛，肘臂痛。	直刺0.5～1.0寸
9	上廉 (LI 9)	在前臂背面橈側，當陽谿與曲池連線上，肘橫紋下3寸。	手臂麻木，肩臂酸痛，半身不遂，腹痛，腹瀉，腸鳴。	直刺0.5～1.0寸

續表

序號	名稱	定　位	主　治	操　作
10	手三里 (LI 10)	在前臂背面橈側，當陽谿與曲池的連線上，肘橫紋下2寸。	肩臂麻痛，上肢不遂，腹痛，腹瀉，腹脹，齒痛頰腫。	直刺0.8～1.2寸
11	曲池 (LI 11)	在肘橫紋外側端，屈肘，當尺澤與肱骨外上髁連線中點。	熱病，咽喉腫痛，齒痛，目赤痛，頭痛，眩暈，癲狂，上肢不遂，腹痛、月經不調等。	直刺1.0～1.5寸
12	肘髎 (LI 12)	在臂外側，屈肘，曲池上方1寸，當肱骨邊緣處。	肘臂酸痛、麻木、攣急。	直刺0.5～1.0寸
13	手五里 (LI 13)	在臂外側，當曲池與肩髃連線上，曲池上3寸。	肘臂攣痛，瘰癧。	避開動脈直刺0.5～1.0寸
14	臂臑 (LI 14)	當曲池與肩髃連線上，曲池上7寸。自然垂臂時在臂外側，三角肌止點處。	肩臂疼痛，目疾，頸項拘攣。	直刺或向上斜刺0.8～1.5寸
15	肩髃 (LI 15)	在肩部，三角肌上，臂外展或向前平伸時，當肩峰前下方凹陷處。	上肢不遂，肩痛不舉，癮疹。	直刺或向下斜刺0.8～1.5寸
16	巨骨 (LI 16)	在肩上部，當鎖骨肩峰端與肩胛岡之間凹陷處。	肩臂攣痛不遂，瘰癧，癭氣。	直刺，微斜向下方進針0.5～1.0寸。
17	天鼎 (LI 17)	在頸外側部，胸鎖乳突肌後緣，當結喉旁，扶突穴與缺盆連線中點。	咽喉腫痛，暴喑，梅核氣，癭氣。	直刺0.5～0.8寸

續表

序號	名稱	定　位	主　治	操　作
18	扶突 （LI 18）	在頸外側部，結喉旁，當胸鎖乳突肌的前後緣之間。	癭氣，咽喉腫痛，咳嗽，氣喘。	直刺0.5～0.8寸
19	口禾髎 （LI 19）	在上唇部，鼻孔外緣直下，平水溝穴。	鼻塞，鼻出血，面癱，口噤。	平刺或斜刺0.3～1.0寸
20	迎香 （LI 20）	在鼻翼外緣中點旁，當鼻唇溝中。	鼻塞不通，鼻出血，面癱，面癢，便秘。	斜刺或平刺0.3～0.5寸

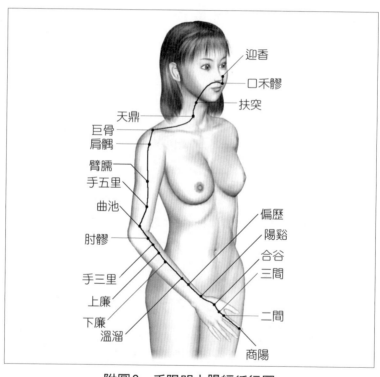

附圖2　手陽明大腸經循行圖

附表3　足陽明胃經腧穴

序號	名稱	定　位	主　治	操　作
1	承泣 (ST 1)	在面部，瞳孔直下，當眼球與眶下緣之間。	目赤腫痛，流淚，夜盲，近視，面癱。	緩慢直刺0.5～1.0寸，不宜提插捻轉；禁灸。
2	四白 (ST 2)	在面部，目正視，瞳孔直下，當眶下孔凹陷處。	目赤腫痛，目翳，眼瞼瞤動，迎風流淚，近視，面痛，面癱，頭痛，眩暈。	直刺0.3～0.5寸或向外上方斜刺0.5寸入眶下孔。
3	巨髎 (ST 3)	在面部，瞳孔直下，平鼻翼下緣處，當鼻唇溝外側。	面癱，面痛，鼻出血，唇頰腫，眼瞼瞤動。	直刺0.5～0.8寸
4	地倉 (ST 4)	在面部，口角外側，上直瞳孔。	面癱，流涎，齒痛，眼瞼瞤動。	斜刺或平刺0.5～0.8寸，或向迎香、頰車方向透刺1.0～2.0寸。
5	大迎 (ST 5)	在下頜角前方，咬肌附著部的前緣，當面動脈搏動處。	頰腫，齒痛，面癱，口噤。	避開動脈直刺0.3～0.5寸，或斜向地倉方向透刺。
6	頰車 (ST 6)	在面頰部，下頜角前上方約一橫指，當咀嚼時，咬肌隆起，按之凹陷處。	面癱，頰腫，面痛，面腫，齒痛，口噤不語。	直刺0.3～0.5寸，或向地倉方向透刺1.5～2.0寸。
7	下關 (ST 7)	在面部耳前方，當顴弓與下頜切跡所形成的凹陷中。	耳聾，耳鳴，聤耳，齒痛，面癱。	直刺或斜刺0.5～1.0寸。
8	頭維 (ST 8)	在頭側部，當額角髮際上0.5寸，頭正中線旁開4.5寸。	頭痛，眩暈，目痛，迎風流淚，眼瞼瞤動。	向後平刺0.5～0.8寸，或橫刺透率谷。

續表

序號	名稱	定　位	主　治	操　作
9	人迎（ST 9）	在頸部，結喉旁，當胸鎖乳突肌的前緣，頸總動脈搏動處。	咽喉腫痛，胸滿喘息，瘰癧，癭氣，頭痛，眩暈。	避開動脈直刺0.2～0.4寸
10	水突（ST 10）	在頸部，胸鎖乳突肌的前緣，當人迎與氣舍連線的中點。	咳嗽，哮喘，呃逆，咽喉腫痛，癭瘤，瘰癧。	直刺0.3～0.5寸
11	氣舍（ST 11）	在頸部，當鎖骨內側端的上緣，胸鎖乳突肌的胸骨頭與鎖骨頭之間。	咳嗽，哮喘，呃逆，咽喉腫痛，癭瘤，瘰癧，頸項強痛。	直刺0.3～0.5寸
12	缺盆（ST 12）	在鎖骨上窩中央，距前正中線4寸。	咳嗽，哮喘，缺盆中痛，咽喉腫痛，瘰癧，頸腫。	直刺或向後背橫刺0.3～0.5寸，不可深刺
13	氣戶（ST 13）	在胸部，當鎖骨中點下緣，距前正中線4寸。	咳嗽，哮喘，呃逆，胸脇脹滿。	斜刺或平刺0.5～0.8寸
14	庫房（ST 14）	在胸部，當第1肋間隙，距前正中線4寸。	咳嗽，哮喘，胸脇脹痛。	斜刺或平刺0.5～0.8寸
15	屋翳（ST 15）	在胸部，當第2肋間隙，距前正中線4寸。	咳嗽，哮喘，胸脇脹滿，乳癰。	斜刺或平刺0.5～0.8寸
16	膺窗（ST 16）	在胸部，當第3肋間隙，距前正中線4寸。	咳嗽，哮喘，胸脇脹痛，乳癰。	斜刺或平刺0.5～0.8寸
17	乳中（ST 7）	在胸部，當第4肋間隙，乳頭中央，距前正中線4寸。		不針不灸，只作胸腹部穴位的定位標誌。
18	乳根（ST 8）	在胸部，當乳頭直下，乳房根部，當第5肋間隙，距前正中線4寸。	咳嗽，哮喘，胸悶，胸痛，乳汁少。	斜刺或平刺0.5～0.8寸

續表

序號	名稱	定位	主治	操作
19	不容 (ST 19)	在上腹部，當臍中上6寸，距前正中線2寸。	嘔吐，胃痛，腹脹，食慾不振。	直刺0.5～1.0寸
20	承滿 (ST 20)	在上腹部，當臍中上5寸，距前正中線2寸。	胃痛，腹脹，腸鳴，食慾不振，吐血。	直刺0.5～0.8寸
21	梁門 (ST 21)	在上腹部，當臍中上4寸，距前正中線2寸。	胃痛，嘔吐，食慾不振，腹脹，泄瀉。	直刺0.5～1.0寸
22	關門 (ST 22)	在上腹部，當臍中上3寸，距前正中線2寸。	腹痛，腹脹，腸鳴，泄瀉，水腫。	直刺0.5～1.0寸
23	太乙 (ST 23)	在上腹部，當臍中上3寸，距前正中線2寸。	胃痛，癲狂，心煩。	直刺0.8～1.2寸
24	滑肉門 (ST 24)	在上腹部，當臍中上1寸，距前正中線2寸。	胃痛，嘔吐，腹脹，腹瀉。	直刺0.8～1.2寸
25	天樞 (ST 25)	在腹中部，臍中旁開2寸。	腹脹腸鳴，繞臍腹痛，便秘，泄瀉，痢疾，月經不調，痛經。	直刺1.0～1.5寸
26	外陵 (ST 26)	在下腹部，當臍中下1寸，距前正中線2寸。	腹痛，痛經，疝氣。	直刺1.0～1.5寸
27	大巨 (ST 27)	在下腹部，當臍中下2寸，距前正中線2寸。	小腹脹滿，小便不利，疝氣，遺精，早洩。	直刺1.0～1.5寸
28	水道 (ST 28)	在下腹部，當臍中下3寸，距前正中線2寸。	水腫，小便不利，小腹脹滿，痛經，不孕，疝氣。	直刺1.0～1.5寸
29	歸來 (ST 29)	在下腹部，當臍中下4寸，距前正中線2寸。	腹痛，疝氣，小便不利，閉經，月經不調。	直刺1.0～1.5寸

續表

序號	名稱	定　　位	主　　治	操　作
30	氣衝 (ST 30)	在腹股溝稍上方，當臍中下5寸，距前正中線2寸。	腹痛，月經不調，陽痿，疝氣。	直刺 0.5～1.0寸，不宜灸。
31	髀關 (ST 31)	在大腿前面，當髂前上棘與髕底外側端的連線上，屈股時，平會陰，居縫匠肌外側凹陷處。	下肢痿痺，腰膝冷痛，腹痛。	直刺 1.0～2.0寸，局部酸脹或酸脹感向膝部傳導。
32	伏兔 (ST 32)	在大腿前面，當髂前上棘與髕底外側端連線上，髕底上6寸。	腰膝冷痛，下肢痿痺，疝氣。	直刺1.0～2.0寸
33	陰市 (ST 33)	在大腿前面，當髂前上棘與髕底外側端連線上，髕底上3寸。	腹脹，腹痛，腿膝痿痺，屈伸不利。	直刺1.0～1.5寸
34	梁丘 (ST 34)	屈膝，在大腿前面，當髂前上棘與髕底外側端的連線上，髕底上2寸。	急性胃痛，乳癰，膝關節腫痛，下肢不遂。	直刺1.0～1.5寸
35	犢鼻 (ST 35)	屈膝，在膝部，髕骨與髕韌帶外側凹陷中。	膝關節疼痛。	屈膝90°，向後內斜刺1.0～1.5寸。
36	足三里 (ST 36)	在小腿前外側，當犢鼻穴下3寸，距脛骨前緣一橫指。	胃痛，嘔吐，腹脹，消化不良，泄瀉，便秘，疳積，乳癰，心悸氣短，頭暈，失眠，膝痛。	直刺1.0～2.0寸
37	上巨虛 (ST 37)	在小腿前外側，當犢鼻下6寸，距脛骨前緣一橫指。	腹痛，腹脹，腸癰，泄瀉，痢疾，便秘，下肢痿痺。	直刺1.0～1.5寸

續表

序號	名稱	定　位	主　治	操　作
38	條口 (ST 38)	在小腿前外側，當犢鼻下8寸，距脛骨前緣一橫指。	脘腹疼痛，下肢痿痹，跗腫，轉筋，肩臂痛。	直刺1.0～2.0寸可透承山。
39	下巨虛 (ST 39)	在小腿前外側，當犢鼻穴下9寸，距脛骨前緣一橫指。	小腹痛，腰脊痛引睾丸，泄瀉，痢疾，乳癰，下肢痿痹。	直刺1.0～1.5寸
40	豐隆 (ST 40)	在小腿前外側，當外踝尖上8寸，條口外，距脛骨前緣二橫指。	痰多，哮喘，咳嗽，咽喉腫痛，頭痛，眩暈，下肢痿痹。	直刺1.0～1.5寸
41	解谿 (ST 41)	在足背與小腿交界處的橫紋中央凹陷處，當拇長伸肌腱與趾長伸肌腱之間。	頭痛，眩暈，癲狂，腹脹，便秘，足踝腫痛。	直刺0.5～1.0寸
42	衝陽 (ST 42)	在足背最高處，當拇長伸肌腱與趾長伸肌腱之間，足背動脈搏動處。	胃痛，腹脹，面癱，面腫，足背腫痛，足痿無力。	避開動脈，直刺0.3～0.5寸
43	陷谷 (ST 43)	在足背，當第2、3蹠骨結合部前方凹陷處。	目赤腫痛，面部水腫，足背腫痛，足痿無力。	直刺0.3～0.5寸
44	內庭 (ST 44)	在足背，當第2、3趾間，趾蹼緣後方赤白肉際處。	齒痛，咽喉腫痛，面癱，胃痛吐酸，腹脹，泄瀉，痢疾，便秘，足背腫痛。	直刺或向上斜刺0.5～1.0寸
45	厲兌 (ST 45)	在足第2趾末節外側，距趾甲角0.1寸。	面癱，咽喉腫痛，面痛，鼻出血，癲狂，足背腫痛。	淺刺0.1～0.2寸，或用三棱針點刺出血。

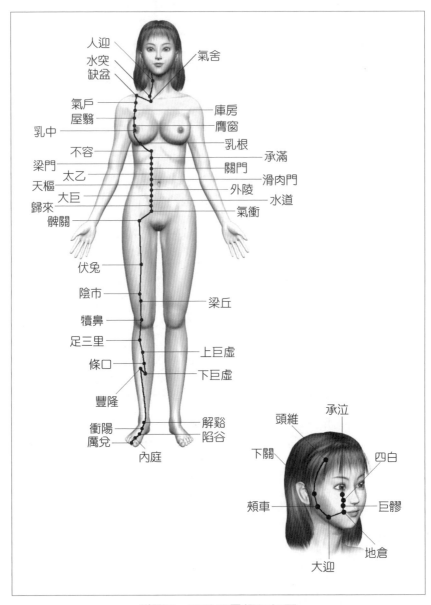

人迎
水突
缺盆
氣舍
氣戶
屋翳
乳中
庫房
膺窗
乳根
不容
梁門
太乙
天樞
大巨
歸來
髀關
承滿
關門
滑肉門
外陵
水道
氣衝
伏兔
陰市
梁丘
犢鼻
足三里
條口
豐隆
上巨虛
下巨虛
衝陽
厲兌
解谿
陷谷
內庭
頭維
承泣
下關
四白
頰車
巨髎
大迎
地倉

附圖3　足陽明胃經循行圖

附表4 足太陰脾經腧穴

序號	名稱	定　位	主　治	操　作
1	隱白 (SP 1)	在足大趾末節內側，距趾甲角0.1寸。	便血，尿血，崩漏，腹脹，多夢，昏厥，驚風。	淺刺 0.1～0.2寸，或用三棱針點刺擠壓出血。
2	大都 (SP 2)	在足內側緣，當足大趾本節（第1蹠趾關節）前下方赤白肉際凹陷處。	胃痛，腹脹，泄瀉，便秘，熱病無汗，心煩，心痛。	直刺0.3～0.5寸
3	太白 (SP 3)	在足內側緣，當足大趾本節（第1蹠趾關節）後下方赤白肉際凹陷處。	胃痛，腹脹，腹痛，泄瀉，便秘，痔疾，身體酸痛。	直刺0.5～1.0寸
4	公孫 (SP 4)	在足內側緣，當第1蹠骨基底的前下方。	胃痛，嘔吐，腹脹，腹痛，腸鳴，泄瀉，痢疾，心痛，胸悶，心煩，失眠。	直刺0.5～1.0寸
5	商丘 (SP 5)	在足內踝前下方凹陷處，當舟骨結節與內踝尖連線的中點處。	腹脹，泄瀉，便秘，痔疾，足踝腫痛，舌本強痛，小兒癲癇。	直刺0.3～0.5寸
6	三陰交 (SP 6)	在小腿內側，當足內踝尖上3寸，脛骨內側緣後方。	月經不調，崩漏，帶下，閉經，腹脹，泄瀉，便秘，不孕，遺精，陽痿，疝氣，遺尿，失眠，眩暈。	直刺1.0～1.5寸
7	漏谷 (SP 7)	在小腿內側，當內踝尖與陰陵泉的連線上，距內踝尖6寸，脛骨內側緣後方。	腹脹，腸鳴，小便不利，遺精，下肢痿痹。	直刺1.0～1.5寸

序號	名稱	定　位	主　治	操　作
8	地機 (SP 8)	在小腿內側，當內踝尖與陰陵泉的連線上，陰陵泉下3寸。	腹脹，腹痛，泄瀉，水腫，小便不利，月經不調，痛經，遺精，腰痛。	直刺1.0～1.5寸
9	陰陵泉 (SP 9)	在小腿內側，當脛骨內側髁後下方凹陷處。	腹脹，水腫，泄瀉，小便不利或失禁，遺精，帶下。	直刺1.0～2.0寸
10	血海 (SP 10)	屈膝，在大腿內側，髕底內側端上2寸，當股四頭肌內側頭的隆起處。	月經不調，痛經，經閉，崩漏，濕疹，癮疹，丹毒。	直刺1.0～1.5寸
11	箕門 (SP 11)	在大腿內側，當血海與衝門連線上，血海上6寸。	小便不通，遺尿，腹股溝腫痛。	避開動脈，直刺0.5～1.0寸
12	衝門 (SP 12)	在腹股溝外側，距恥骨聯合上緣中點3.5寸，當髂外動脈搏動處的外側。	腹痛，崩漏，帶下，疝氣。	直刺0.5～1.0寸
13	府舍 (SP 13)	在下腹部，當臍中下4寸，衝門上方0.7寸，距前正中線4寸。	腹痛，積聚，疝氣。	直刺1.0～1.5寸
14	腹結 (SP 14)	在下腹部，大橫下1.3寸，距前正中線4寸。	腹痛，便秘，泄瀉，疝氣。	直刺1.0～1.5寸
15	大橫 (SP 15)	仰臥，在腹中部，距臍中4寸。	腹痛，泄瀉，便秘。	直刺1.0～1.5寸
16	腹哀 (SP 16)	在上腹部，當臍中上3寸，距前正中線4寸。	腹痛，便秘，泄瀉，消化不良。	直刺1.0～1.5寸
17	食竇 (SP 7)	在胸外側部，當第5肋間隙，距前正中線6寸。	腹脹，反胃，噯氣，食入即吐，胸脇脹痛。	斜刺或向外平刺0.5～0.8寸

續表

序號	名稱	定　位	主　治	操　作
18	天谿 (SP 18)	在胸外側部，當第4肋間隙，距前正中線6寸。	胸脇疼痛，咳嗽，乳癰，乳汁少。	斜刺或平刺0.5～0.8寸
19	胸鄉 (SP 19)	在胸外側部，當第3肋間隙，距前正中線6寸。	胸脇脹痛。	斜刺或平刺0.5～0.8寸
20	周榮 (SP 20)	在胸外側部，當第2肋間隙，距前正中線6寸。	咳喘，不思飲食，胸脇脹滿疼痛。	斜刺或平刺0.5～0.8寸
21	大包 (SP 21)	在側胸部，腋中線上，當第6肋間隙處。	咳喘，胸脇脹痛，全身疼痛，四肢無力。	斜刺或平刺0.5～0.8寸

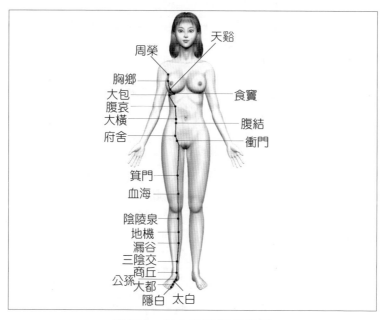

附圖4　足太陰脾經循行圖

附表5　手少陰心經腧穴

序號	名稱	定　位	主　治	操　作
1	極泉 (HT 1)	上臂外展，在腋窩頂點，腋動脈搏動處。	心痛，心悸，胸悶氣短，脅肋疼痛，肩臂疼痛。	上臂外展，避開腋動脈，直刺0.5～0.8寸。
2	青靈 (HT 2)	在臂內側，當極泉與少海的連線上，肘橫紋上3寸，肱二頭肌的內側溝中。	頭痛，脅痛，肩臂疼痛。	直刺0.5～1.0寸
3	少海 (HT 3)	屈肘舉臂，在肘橫紋內側端與肱骨內上髁連線的中點處。	腋脅痛，肘臂攣痛麻木，手顫，心痛。	向橈側直刺0.5～1.0寸
4	靈道 (HT 4)	在前臂掌側，當尺側腕屈肌腱的橈側緣，腕橫紋上1.5寸。	心痛，心悸，暴喑，舌強不語，手指麻木。	直刺0.3～0.5寸
5	通里 (HT 5)	在前臂掌側，當尺側腕屈肌腱的橈側緣，腕橫紋上1寸。	心悸，怔忡，暴喑，舌強不語，腕臂痛。	直刺0.3～0.5寸
6	陰郄 (HT 6)	在前臂掌側，當尺側腕屈肌腱的橈側緣，腕橫紋上0.5寸。	心痛，驚悸，骨蒸盜汗。	避開尺動、靜脈，直刺0.3～0.5寸。
7	神門 (HT 7)	在腕部，腕掌側橫紋尺側端，尺側腕屈肌腱的橈側凹陷處。	心痛，心煩，驚悸，失眠，健忘，癡呆，掌中熱，頭痛，眩暈。	避開尺動、靜脈，直刺0.3～0.5寸。
8	少府 (HT 8)	在手掌面，第4、5掌骨之間，握拳時，當小指尖處。	心悸，胸痛，小便不利，遺尿，小指攣痛。	直刺0.3～0.5寸
9	少衝 (HT 9)	在手小指末節橈側，距指甲角0.1寸。	中風昏迷，心悸，心痛，癲狂，胸脅痛，臂內尺側痛。	淺刺0.1～0.2寸或點刺出血。

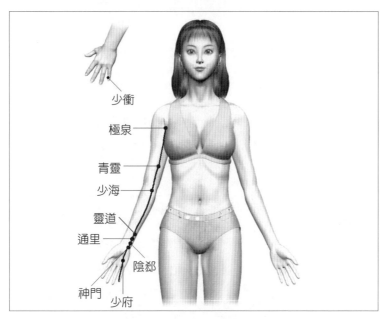

少衝

極泉

青靈

少海

靈道

通里

陰郄

神門

少府

附圖5 手少陰心經循行圖

附表6 手太陽小腸經腧穴

序號	名稱	定 位	主 治	操 作
1	少澤 （SI 1）	在手小指末節尺側，距指甲角0.1寸。	咽喉腫痛，耳聾，耳鳴，乳癰，乳汁少，昏迷，熱病。	淺刺0.1～0.2寸或點刺出血。
2	前谷 （SI 2）	在手尺側，微握拳，當小指第5掌指關節前的掌指橫紋頭赤白肉際。	頭痛，目痛，耳鳴，咽喉腫痛，熱病，乳少，癲狂，瘧疾。	直刺0.2～0.3寸
3	後谿 （SI 3）	在手掌尺側，微握拳，當小指本節（第5掌指關節）後的遠側掌橫紋頭赤白肉際。	頭項強痛，腰背痛，目赤，耳聾，咽喉腫痛，盜汗，手指及肘臂攣急。	直刺0.5～0.8寸或向合谷方向透刺。

續表

序號	名稱	定　位	主　治	操　作
4	腕骨 （SI 4）	在手掌尺側，當第5掌骨基底與鉤骨之間的凹陷處，赤白肉際。	頭痛項強，耳聾，耳鳴，目翳，黃疸，消渴，熱病，瘧疾，指攣腕痛。	直刺0.3～0.5寸
5	陽谷 （SI 5）	在手腕尺側，當尺骨莖突與三角骨之間的凹陷處。	頭痛，目眩，耳鳴，耳聾，腕臂痛。	直刺0.3～0.5寸
6	養老 （SI 6）	在前臂背面尺側，當尺骨小頭近端橈側凹陷中。	目視不明，頭痛，面痛，肩背酸痛，急性腰痛，項強。	以掌心向胸姿勢，直刺0.5～0.8寸。
7	支正 （SI 7）	在前臂背面尺側，當陽谷與小海的連線上，腕背橫紋上5寸。	項強，肘臂酸痛，頭痛，目眩，癲狂。	直刺0.5～0.8寸
8	小海 （SI 8）	微屈肘，在肘內側，當尺骨鷹嘴與肱骨內上髁之間凹陷處。	肘臂疼痛，耳聾，耳鳴。	直刺0.3～0.5寸
9	肩貞 （SI 9）	在肩關節後下方，臂內收時，腋後紋頭上1寸。	肩背疼痛，手臂麻痛，上肢不舉，瘰癧，耳鳴。	向外斜刺1.0～1.5寸，或向前腋縫方向透刺
10	臑俞 （SI 0）	在肩部，當腋後紋頭直上，肩胛岡下緣凹陷中。	肩臂疼痛，瘰癧。	向前直刺1.0～1.2寸。
11	天宗 （SI 1）	在肩胛部，當岡下窩中央凹陷處，與第4胸椎相平。	肩胛疼痛，肘臂外後側痛，乳癰，氣喘。	直刺或向四周斜刺0.5～1.0寸
12	秉風 （SI 2）	在肩胛部，岡上窩中央，天宗直上，舉臂有凹陷處。	肩胛部疼痛，手臂酸痛。	直刺0.5～0.8寸

續表

序號	名稱	定　　位	主　　治	操　　作
13	曲垣 (SI 13)	在肩胛部，岡上窩內側端，當臑俞與第2胸椎棘突連線的中點處。	肩胛背項疼痛、拘攣。	直刺或向外下方斜刺0.5～0.8寸。
14	肩外俞 (SI 14)	在背部，當第1胸椎棘突下，旁開3寸。	肩背疼痛，頸項強急。	向外斜刺0.5～0.8寸。
15	肩中俞 (SI 15)	在背部，當第7頸椎棘突下，旁開2寸。	咳嗽，哮喘，唾血，肩背疼痛，目視不明。	直刺或向外斜刺0.5～0.8寸。
16	天窗 (SI 16)	在頸外側部，胸鎖乳突肌的後緣，扶突後，與結喉相平。	耳鳴，耳聾，咽喉腫痛，暴喑，頸項強痛	直刺或向下斜刺0.5～1.0寸。
17	天容 (SI 17)	在頸外側部，當下頜角的後方，胸鎖乳突肌的前緣。	耳鳴，耳聾，咽喉腫痛頸項腫痛。	直刺 0.5～1.0寸，不宜深刺
18	顴髎 (SI 18)	在面部，當目外眥直下，顴骨下緣凹陷處。	口眼喎斜，眼瞼瞤動，齒痛，面痛，頰腫。	直刺0.3～0.5寸或斜刺0.5～1.0寸。
19	聽宮 (SI 19)	在面部，耳屏前，下頜骨髁狀突的後方，張口時呈凹陷處。	耳聾，耳鳴，聤耳，齒痛，癲狂。	張口，直刺0.5～1.0寸。

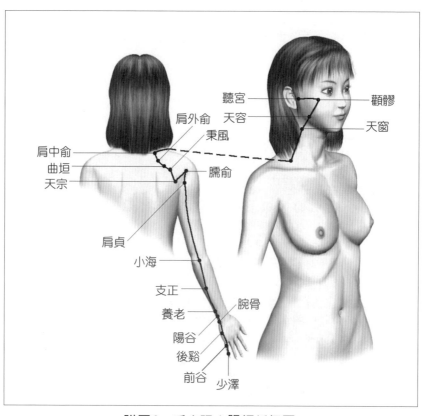

聽宮
天容
肩外俞
秉風
肩中俞
曲垣
天宗
臑俞
肩貞
小海
支正
腕骨
養老
陽谷
後谿
前谷
少澤
顴髎
天窗

附圖6　手太陽小腸經循行圖

附表7 足太陽膀胱經腧穴

序號	名稱	定 位	主 治	操 作
1	睛明 (BL 1)	在面部，目內眥角稍上方凹陷處。	近視，目視不明，目赤腫痛，迎風流淚，夜盲，色盲，目翳。	緊靠眶緣直刺0.5～1.0寸。不捻轉，不提插，禁灸。
2	攢竹 (BL 2)	在面部，當眉頭凹陷中，眶上切跡處。	頭痛，目視不明，眼瞼下垂，迎風流淚，面癱。	平刺0.5～0.8寸
3	眉衝 (BL 3)	在頭部，當攢竹直上入髮際0.5寸，神庭與曲差連線之間。	頭痛，眩暈，鼻塞。	向後平刺0.3～0.5寸。
4	曲差 (BL 4)	在頭部，當前髮際正中直上0.5寸，旁開1.5寸，即神庭與頭維連線內的1/3與外2/3交點上。	頭痛，目視不明，鼻塞，鼻出血。	平刺0.5～0.8寸
5	五處 (BL 5)	在頭部，當前髮際正中直上1寸，旁開1.5寸。	頭痛，目眩，目視不明。	平刺0.5～0.8寸
6	承光 (BL 6)	在頭部，當前髮際正中直上2.5寸，旁開1.5寸。	頭痛，眩暈，癲癇，目眩，目視不明，鼻塞。	平刺0.3～0.5寸
7	通天 (BL 7)	在頭部，當前髮際正中直上4寸，旁開1.5寸。	鼻塞，鼻淵，鼻出血，頭痛，眩暈。	平刺0.3～0.5寸
8	絡卻 (BL 8)	在頭部，當前髮際正中直上5.5寸，旁開1.5寸。	頭暈，癲狂癇，耳鳴，鼻塞，目視不明。	平刺0.3～0.5寸

續表

序號	名稱	定 位	主 治	操 作
9	玉枕（BL 9）	在後頭部，當後髮際正中直上2.5寸，旁開1.3寸，平枕外隆凸上緣的凹陷處。	頭項痛，目痛，目視不明，鼻塞。	平刺0.3～0.5寸
10	天柱（BL 10）	在頸部，當後髮際正中直上0.5寸，斜方肌外緣之後髮際凹陷中，約當後髮際正中旁開1.3寸。	頭痛，眩暈，癲狂癇，項強，肩背痛，目赤腫痛，目視不明，鼻塞。	直刺或斜刺0.5～0.8寸。不可向上方深刺，以免傷及延髓。
11	大杼（BL 11）	在背部，當第1胸椎棘突下，旁開1.5寸。	咳嗽，發熱，頭痛，項強，肩背痛。	斜刺0.5～0.8寸
12	風門（BL 12）	在背部，當第2胸椎棘突下，旁開1.5寸。	傷風，咳嗽，發熱，頭痛，項強，胸脊痛。	斜刺0.5～0.8寸
13	肺俞（BL 13）	在背部，當第3胸椎棘突下，旁開1.5寸。	咳嗽，氣喘，咯血，鼻塞，盜汗，皮膚瘙癢。	斜刺0.5～0.8寸
14	厥陰俞（BL 14）	在背部，當第4胸椎棘突下，旁開1.5寸。	心痛，心悸，咳嗽，胸悶，嘔吐。	斜刺0.5～0.8寸
15	心俞（BL 15）	在背部，當第5胸椎棘突下，旁開1.5寸。	心痛，心悸，失眠，咳嗽。	斜刺0.5～0.8寸
16	督俞（BL 16）	在背部，當第6胸椎棘突下，旁開1.5寸。	心痛，胸悶，氣喘，胃痛，呃逆，腹痛，腹脹。	斜刺0.5～0.8寸
17	膈俞（BL 17）	在背部，當第7胸椎棘突下，旁開1.5寸。	胃脘痛，嘔吐，呃逆，咳嗽，氣喘，吐血，潮熱，盜汗。	斜刺0.5～0.8寸

續表

序號	名稱	定位	主治	操作
18	肝俞 (BL 18)	在背部，當第9胸椎棘突下，旁開1.5寸。	黃疸，脇痛，脊背痛，目赤，夜盲，吐血，鼻出血，眩暈。	斜刺0.5～0.8寸
19	膽俞 (BL 19)	在背部，當第10胸椎棘突下，旁開1.5寸。	黃疸，口苦，脇痛，嘔吐，潮熱。	斜刺0.5～0.8寸
20	脾俞 (BL 20)	在背部，當第11胸椎棘突下，旁開1.5寸。	腹脹，嘔吐，痢疾，便血，水腫，背痛。	斜刺0.5～0.8寸
21	胃俞 (BL 21)	在背部，當第12胸椎棘突下，旁開1.5寸。	胃脘痛，嘔吐，腹脹，腸鳴，胸脇痛。	斜刺0.5～0.8寸
22	三焦俞 (BL 22)	在腰部，當第1腰椎棘突下，旁開1.5寸。	水腫，小便不利，腹脹，泄瀉，痢疾。	斜刺0.5～1.0寸
23	腎俞 (BL 23)	在腰部，當第2腰椎棘突下，旁開1.5寸。	遺精，陽痿，月經不調，帶下，遺尿，小便不利，耳鳴，耳聾，腰痛。	直刺0.5～1.0寸
24	氣海俞 (BL 24)	在腰部，當第3腰椎棘突下，旁開1.5寸。	腰痛，痛經，腹脹，腸鳴，痔疾。	直刺0.5～1.0寸
25	大腸俞 (BL 25)	在腰部，當第4腰椎棘突下，旁開1.5寸。	腰痛，腹脹，泄瀉，便秘，痢疾，痔疾。	直刺0.5～1.2寸
26	關元俞 (BL 26)	在腰部，當第5腰椎棘突下，旁開1.5寸。	腹脹，泄瀉，小便頻數或不利，遺尿，尿血，遺精，腰痛。	直刺0.5～1.2寸

續表

序號	名稱	定　　位	主　　治	操　作
27	小腸俞（BL 27）	在骶部，當脊骶正中脊旁1.5寸，平第1骶後孔。	遺精，遺尿，尿血，帶下，疝氣，腹痛，泄瀉，痢疾，腰痛。	直刺0.5～1.2寸
28	膀胱俞（BL 28）	在骶部，當脊骶正中嵴旁1.5寸，平第2骶後孔。	小便不利，尿頻，遺尿，遺精，泄瀉，便秘。	直刺0.5～1.2寸
29	中膂俞（BL 29）	在骶部，當脊骶正中嵴旁1.5寸，平第3骶後孔。	泄瀉，痢疾，疝氣，腰脊強痛。	直刺0.5～1.2寸
30	白環俞（BL 30）	在骶部，當脊骶正中嵴旁1.5寸，平第4骶後孔。	遺精，帶下，月經不調，遺尿，腰骶疼痛。	直刺0.5～1.2寸
31	上髎（BL 31）	在骶部，當髂後上棘與後正中線之間，適對第一骶後孔處。	月經不調，帶下，遺精，陽痿，腰脊痛。	直刺1.0～1.5寸
32	次髎（BL 32）	在骶部，當髂後上棘下內方，適對第2骶後孔處。	月經不調，遺尿，遺精，陽痿，腰痛。	直刺1.0～1.5寸
33	中髎（BL 33）	在骶部，當髂後上棘下內方，適對第3骶後孔處	月經不調，痛經，帶下，便秘，泄瀉，遺精，腰痛	直刺1.0～1.5寸
34	下髎（BL 34）	在骶部，當中髎下內方，適對第4骶後孔處。	小腹痛，腰骶痛，小便不利，帶下，便秘。	直刺1.0～1.5寸
35	會陽（BL 35）	在骶部，尾骨端旁開0.5寸。	泄瀉，便血，痢疾，痔疾，陽痿，帶下。	直刺0.8～1.2寸
36	承扶（BL 36）	在大腿後面，臀下橫紋的中點。	腰腿痛，下肢痿痹，痔疾。	直刺1.0～2.5寸

續表

序號	名稱	定 位	主 治	操 作
37	殷門 （BL 37）	在大腿後面，承扶與委中的連線上，承扶下6寸。	腰腿痛，下肢痿痺。	直刺1.0～2寸
38	浮郄 （BL 38）	在膕橫紋外側端，委陽上1寸，股二頭肌腱的內側。	膝膕痛麻攣急，便秘。	直刺1.0～1.5寸
39	委陽 （BL 39）	在膕橫紋外側端，股二頭肌腱的內側緣。	水腫，小便不利，腰脊強痛，下肢攣痛。	直刺1.0～1.5寸
40	委中 （BL 40）	在膕橫紋外側端，當股二頭肌腱與半腱肌腱的中間。	腰痛，下肢痿痺，腹痛，遺尿，皮膚瘙癢，疔瘡。	直刺 1.0～1.5寸，或用三棱針點刺膕靜脈出血。
41	附分 （BL 41）	在背部，當第2胸椎棘突下，旁開3寸。	頸項強痛，肩背拘急，肘臂麻木。	斜刺0.5～0.8寸
42	魄戶 （BL 42）	在背部，當第3胸椎棘突下，旁開3寸。	咳嗽，氣喘，咯血，項強，肩背痛。	斜刺0.5～0.8寸
43	膏肓 （BL 43）	在背部，當第4胸椎棘突下，旁開3寸。	咳嗽，氣喘，盜汗，健忘，遺精，羸瘦，虛勞。	斜刺0.5～0.8寸
44	神堂 （BL 44）	在背部，當第5胸椎棘突下，旁開3寸。	心痛，心悸，咳嗽，氣喘，胸悶，脊背強痛。	斜刺0.5～0.8寸
45	譩譆 （BL 45）	在背部，當第6胸椎棘突下，旁開3寸。	咳嗽，氣喘，瘧疾，肩背痛。	斜刺0.5～0.8寸
46	膈關 （BL 46）	在背部，當第7胸椎棘突下，旁開3寸。	嘔吐，呃逆，噯氣，脊背強痛。	斜刺0.5～0.8寸
47	魂門 （BL 47）	在背部，當第9胸椎棘突下，旁開3寸。	胸脅痛，嘔吐，泄瀉，黃疸，背痛。	斜刺0.5～0.8寸

續表

序號	名稱	定位	主治	操作
48	陽綱 (BL 48)	在背部,當第10胸椎棘突下,旁開3寸。	腸鳴,泄瀉,腹痛,黃疸,消渴。	斜刺0.5～0.8寸
49	意舍 (BL 49)	在背部,當第11胸椎棘突下,旁開3寸。	腹脹,腸鳴,泄瀉,嘔吐。	斜刺0.5～0.8寸
50	胃倉 (BL 50)	在背部,當第12胸椎棘突下,旁開3寸。	胃脘痛,腹脹,小兒食積,水腫,背脊痛。	斜刺0.5～0.8寸
51	肓門 (BL 51)	在腰部,當第1腰椎棘突下,旁開3寸。	腹痛,痞塊,便秘,乳疾。	斜刺0.5～0.8寸
52	志室 (BL 52)	在腰部,當第2腰椎棘突下,旁開3寸。	遺精,陽痿,遺尿,水腫,月經不調,腰脊強痛。	斜刺0.5～0.8寸
53	胞肓 (BL 53)	在臀部,平第2骶後孔,骶正中嵴旁開3寸。	小便不利,癃閉,腸鳴,便秘,腰脊痛。	直刺0.8～1.2寸
54	秩邊 (BL 54)	在臀部,平第4骶後孔,骶正中嵴旁開3寸。	腰腿痛,下肢痿痺,痔疾,便秘。	直刺1.5～3.0寸
55	合陽 (BL 55)	在小腿後面,當委中與承山的連線上,委中下2寸。	腰脊強痛,下肢痿痺,疝氣,崩漏。	直刺1.0～2.0寸
56	承筋 (BL 56)	在小腿後面,當委中與承山的連線上,腓腸肌肌腹中央,委中下5寸。	痔疾,腰腿拘急疼痛。	直刺0.5～0.8寸
57	承山 (BL 57)	在小腿後面正中,委中與崑崙之間,當伸直小腿或足跟上提時,腓腸肌肌腹下出現尖角凹陷處。	痔疾,便秘,腰腿拘急疼痛,腳氣。	直刺1.0～2.0寸

續表

序號	名稱	定　　位	主　　治	操　作
58	飛揚 (BL 58)	在小腿後面，當外踝後，崑崙穴直上7寸，承山外下方1寸處。	頭痛，目眩，鼻塞，鼻出血，腿軟無力，痔疾。	直刺1.0～1.5寸
59	跗陽 (BL 59)	在小腿後面，外踝後，崑崙穴直上3寸。	頭痛，頭重，腰腿痛，下肢痿痹，外踝腫痛。	直刺0.8～1.2寸
60	崑崙 (BL 60)	在足部外踝後方，當外踝尖與跟腱之間凹陷處。	頭痛，項強，目眩，鼻出血，腰痛，足跟腫痛。	直刺0.5～0.8寸
61	僕參 (BL 61)	在足外側部，外踝後下方，崑崙穴直下，跟骨外側，赤白肉際處。	下肢痿痹，足跟痛，癲癇。	直刺0.3～0.5寸
62	申脈 (BL 62)	在足外側部，外踝直下方凹陷中。	頭痛，眩暈，眼瞼下垂，腰腿痛。	直刺0.3～0.5寸
63	金門 (BL 63)	在足外側，當外踝前緣直下，骰骨下緣處。	頭痛，癲癇，腰痛，下肢痹痛，外踝腫痛。	直刺0.3～0.5寸
64	京骨 (BL 64)	在足外側，第5蹠骨粗隆下方，赤白肉際處。	頭痛，目翳，腰腿痛。	直刺0.3～0.5寸
65	束骨 (BL 65)	在足外側，足小趾本節(第5蹠趾關節)的後方，赤白肉際處。	頭痛，項強，目眩，癲狂，腰腿痛。	直刺0.2～0.5寸
66	足通谷 (BL 66)	在足外側，足小趾本節(第5蹠趾關節)的前力，赤白肉際處。	頭痛，項強，目眩，鼻出血，癲狂。	直刺0.2～0.3寸
67	至陰 (BL 67)	在足小趾末節外側，距趾甲角0.1寸。	胎位不正，難產，胞衣不下，頭痛，目痛，鼻塞，鼻出血。	淺刺0.1寸或點刺出血，胎位不正用灸法。

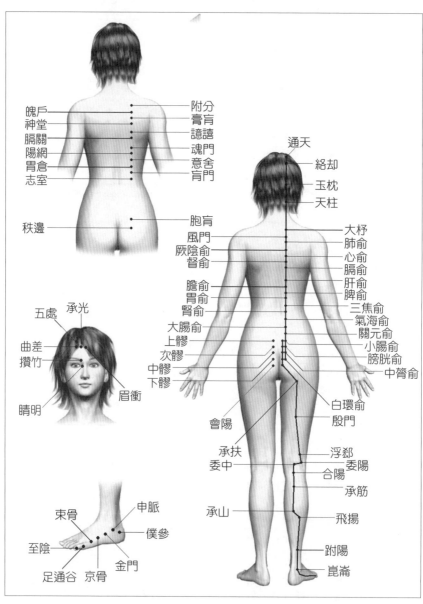

附圖7　足太陽膀胱經循行圖

附表8　足少陰腎經腧穴

序號	名稱	定　位	主　治	操　作
1	湧泉 （KI 1）	在足底部，蜷足時足前部凹陷處，約當足底2、3趾趾縫，紋頭端與足跟連線的前1/3與後2/3交點上。	頭痛，眩暈，失眠，昏厥，癲狂，便秘，小便不利，咽喉腫痛，足心熱。	直刺0.5～1.0寸
2	然谷 （KI 2）	在足內側緣，足舟骨粗隆下方，赤白肉際。	月經不調，帶下，遺精，小便不利，消渴，泄瀉，咽喉腫痛。	直刺0.5～1.0寸
3	太谿 （KI 3）	在足內側，內踝後方，當內踝尖與跟腱之間的凹陷處。	月經不調，遺精，陽痿，小便頻數，消渴，頭痛，失眠，目眩，耳聾，耳鳴，咽喉腫痛。	直刺0.5～1.0寸
4	大鐘 （KI 4）	在足內側，內踝後下方，當跟腱附著部的內側前方凹陷處。	癃閉，遺尿，便秘，咯血，氣喘，癡呆。	直刺0.3～0.5寸
5	水泉 （KI 5）	在足內側，內踝後下方，當太谿穴直下1寸，跟骨結節的內側凹陷處。	月經不調，痛經，小便不利。	直刺0.3～0.5寸
6	照海 （KI 6）	在足內側，內踝尖下方凹陷處。	月經不調，痛經，帶下，陰癢，小便頻數，癃閉，咽痛。	直刺0.3～0.5寸
7	復溜 （KI 7）	在小腿內側，太谿直上2寸，跟腱的前方。	水腫，腹脹，泄瀉，盜汗，熱病無汗或汗出不止。	直刺0.5～1.0寸
8	交信 （KI 8）	在小腿內側，當太谿直上2寸，復溜前0.5寸，脛骨內側緣的後方。	月經不調，崩漏，疝氣，泄瀉，便秘。	直刺1.0～1.5寸

續表

序號	名稱	定　位	主　治	操　作
9	築賓（KI 9）	在小腿內側，當太谿與陰谷的連線上，太谿上5寸，腓腸肌肌腹的內下方。	癲狂，嘔吐，疝氣，小腿疼痛。	直刺1.0～1.5寸
10	陰谷（KI 10）	在膕窩內側，屈膝時，當半腱肌腱與半膜肌腱之間。	陽痿，疝氣，崩漏，小便不利，膝股痛。	直刺1.0～1.5寸
11	橫骨（KI 11）	在下腹部，當臍中下5寸，前正中線旁開0.5寸。	少腹脹痛，小便不利，遺尿，遺精，陽痿，疝氣。	直刺1.0～1.5寸
12	大赫（KI 12）	在下腹部，當臍中下4寸，前正中線旁開0.5寸。	遺精，陽痿，陰挺，帶下。	直刺1.0～1.5寸
13	氣穴（KI 13）	在下腹部，當臍中下3寸，前正中線旁開0.5寸。	月經不調，帶下，經閉，崩漏，小便不通，泄瀉。	直刺1.0～1.5寸
14	四滿（KI 14）	仰臥。在下腹部，當臍中下2寸，前正中線旁開0.5寸。	月經不調，帶下，遺精，遺尿，疝氣。	直刺1.0～1.5寸
15	中注（KI 15）	在下腹部，當臍中下1寸，前正中線旁開0.5寸。	腹痛，便秘，泄瀉，月經不調，痛經。	直刺1.0～1.5寸
16	肓俞（KI 16）	仰臥，在中腹部，當臍中旁開0.5寸。	腹痛，腹脹，嘔吐，泄瀉，便秘，月經不調，疝氣，腰脊痛。	直刺1.0～1.5寸
17	商曲（KI 17）	在上腹部，當臍中上2寸，前正中線旁開0.5寸。	腹痛，泄瀉，便秘。	直刺1.0～1.5寸

續表

序號	名稱	定　位	主　治	操　作
18	石關（KI 18）	在上腹部，當臍中上3寸，前正中線旁開0.5寸。	嘔吐，腹痛，便秘，不孕。	直刺1.0～1.5寸
19	陰都（KI 19）	在上腹部，當臍中上4寸，前正中線旁開0.5寸。	腹痛，腹脹，便秘，不孕。	直刺1.0～1.5寸
20	腹通谷（KI 20）	在上腹部，當臍中上5寸，前正中線旁開0.5寸。	腹痛，腹脹，嘔吐，心痛，心悸。	直刺0.5～1.0寸
21	幽門（KI 21）	在上腹部，當臍中上6寸，前正中線旁開0.5寸。	腹痛，腹脹，嘔吐，泄瀉。	直刺0.5～1.0寸
22	步廊（KI 22）	在胸部，當第5肋間隙，前正中線旁開2寸。	咳嗽，氣喘，胸脇脹滿，嘔吐。	斜刺或平刺0.5～0.8寸
23	神封（KI 23）	在胸部，當第4肋間隙，前正中線旁開2寸。	咳嗽，氣喘，胸脇脹滿，乳癰，嘔吐。	斜刺或平刺0.5～0.8寸
24	靈墟（KI 24）	在胸部，當第3肋間隙，前正中線旁開2寸。	咳嗽，氣喘，胸脇脹痛，乳癰，嘔吐。	斜刺或平刺0.5～0.8寸
25	神藏（KI 25）	在胸部，當第2肋間隙，前正中線旁開2寸。	咳嗽，氣喘，胸痛，嘔吐。	斜刺或平刺0.5～0.8寸
26	彧中（KI 26）	在胸部，當第1肋間隙，前正中線旁開2寸。	咳嗽，氣喘，胸脇脹滿。	斜刺或平刺0.5～0.8寸
27	俞府（KI 27）	在胸部，當鎖骨下緣，前正中線旁開2寸。	咳嗽，氣喘，胸痛，嘔吐	斜刺或平刺0.5～0.8寸

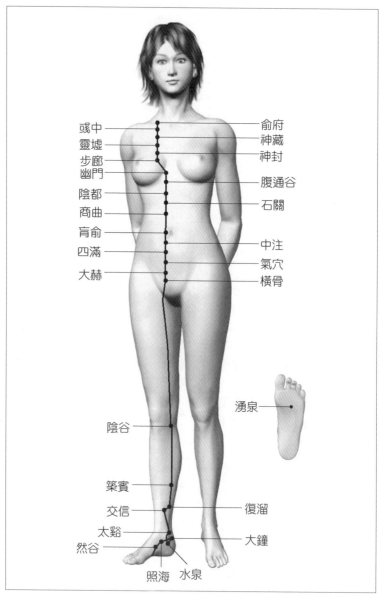

彧中　　　　　　　　　　　　俞府
靈墟　　　　　　　　　　　　神藏
步廊　　　　　　　　　　　　神封
幽門
陰都　　　　　　　　　　　　腹通谷
商曲　　　　　　　　　　　　石關
肓俞
四滿　　　　　　　　　　　　中注
大赫　　　　　　　　　　　　氣穴
　　　　　　　　　　　　　　橫骨

湧泉

陰谷

築賓

交信　　　　　　　　　　　　復溜
太谿
然谷　　　　　　　　　　　　大鐘

照海　水泉

附圖8　足少陰腎經循行圖

附表9　手厥陰心包經腧穴

序號	名稱	定　位	主　治	操　作
1	天池 （PC 1）	在胸部，當第4肋間隙，乳頭外1寸，前正中線旁開5寸。	咳嗽，氣喘，乳癰，胸悶，脇肋脹痛。	斜刺或平刺0.3～0.5寸
2	天泉 （PC 2）	在臂內側，當腋前紋頭下2寸，肱二頭肌的長、短頭之間。	心痛，咳嗽，胸脇脹痛，臂痛。	直刺0.5～0.8寸
3	曲澤 （PC 3）	在肘橫紋中，當肱二頭肌腱的尺側緣。	心痛，心悸，熱病，中暑，胃痛，嘔吐，泄瀉。	直刺 1.0～1.5寸，或用三棱針點刺出血
4	郄門 （PC 4）	在前臂掌側，當曲澤與大陵的連線上，腕橫紋上5寸，掌長肌腱與橈側腕屈肌腱之間。	心痛，心悸，疔瘡，嘔血，咯血。	直刺0.5～1.0寸
5	間使 （PC 5）	在前臂掌側，當曲澤與大陵的連線上，腕橫紋上3寸，掌長肌腱與橈側腕屈肌腱之間。	心痛，心悸，癲狂癇，瘧疾，胃痛，嘔吐。	直刺0.5～1.0寸
6	內關 （PC 6）	在前臂掌側，當曲澤與大陵的連線上，腕橫紋上2寸，掌長肌腱與橈側腕屈肌腱之間。	心痛，心悸，心煩，眩暈，失眠，偏頭痛，胃痛，嘔吐，呃逆。	直刺0.5～1.0寸
7	大陵 （PC 7）	在腕掌橫紋的中點處，當掌長肌腱與橈側腕屈肌腱之間。	心痛，心悸，癲狂，瘡瘍，胃痛，嘔吐，手腕麻痛。	直刺0.3～0.5寸
8	勞宮 （PC 8）	在手掌心，當第2、3掌骨之間偏於第3掌骨，握拳屈指時中指尖處。	口瘡，口臭，鼻出血，中風昏迷，中暑，心痛，嘔吐。	直刺0.3～0.5寸
9	中衝 （PC 9）	在手中指末節尖端中央。	中風昏迷，中暑，小兒驚風，心痛。	淺刺0.1寸，或用三棱針點刺出血。

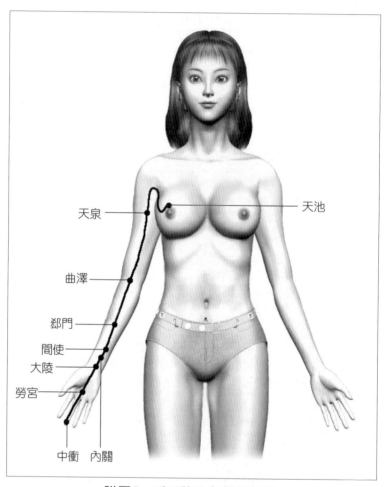

天泉　　　　　　　　　　　　　　　天池

曲澤

郄門

間使

大陵

勞宮

中衝　內關

附圖9　手厥陰心包經循行圖

附表10 手少陽三焦經腧穴

序號	名稱	定 位	主 治	操 作
1	關衝 (SJ 1)	在手環指末節尺側，距指甲角0.1寸。	熱病，昏厥，中暑，頭痛，目赤，耳聾，咽喉腫痛。	淺刺0.1寸，或用三棱針點刺出血。
2	液門 (SJ 2)	在手背部，當第4、5指間，指蹼緣後方赤白肉際處。	頭痛，目赤，耳聾，咽喉腫痛，瘧疾。	直刺0.3～0.5寸
3	中渚 (SJ 3)	在手背部，當環指本節（掌指關節）的後方，第4、5掌骨間凹陷處。	頭痛，耳鳴，耳聾，目赤，咽喉腫痛，消渴，瘧疾，手指屈伸不利。	直刺0.3～0.5寸
4	陽池 (SJ 4)	在腕背橫紋中，當指伸肌腱的尺側緣凹陷處。	耳聾，目赤腫痛，咽喉腫痛，消渴，腕痛。	直刺0.3～0.5寸
5	外關 (SJ 5)	在前臂背側，當陽池與肘尖的連線上，腕背橫紋上2寸，尺骨與橈骨之間。	熱病，頭痛，目赤腫痛，耳鳴，耳聾，胸脅痛，上肢痿痺。	直刺0.5～1.0寸
6	支溝 (SJ 6)	在前臂背側，當陽池與肘尖的連線上，腕背橫紋上3寸，尺骨與橈骨之間。	便秘，熱病，脅痛，落枕，耳鳴，耳聾。	直刺0.5～1.0寸
7	會宗 (SJ 7)	在前臂背側，當腕背橫紋上3寸，支溝尺側，尺骨的橈側緣。	耳鳴，耳聾，上肢痺痛。	直刺0.5～1.0寸
8	三陽絡 (SJ 8)	在前臂背側，腕背橫紋上4寸，尺骨的橈骨之間。	耳聾，暴喑，齒痛，上肢痺痛。	直刺0.5～1.0寸

續表

序號	名稱	定　位	主　治	操　作
9	四瀆 (SJ 9)	在前臂背側，當陽池與肘尖的連線上，肘尖下5寸，尺骨與橈骨之間。	耳聾，暴喑，齒痛，咽喉腫痛，偏頭痛，上肢痹痛。	直刺0.5～1.0寸
10	天井 (SJ 10)	在臂外側，屈肘時，當肘尖直上1寸凹陷處。	耳聾，偏頭痛，癲癇，瘰癧，肘臂痛。	直刺0.5～1.0寸
11	清冷淵 (SJ 11)	在臂外側，屈肘，當肘尖直上2寸，即天井上1寸。	頭痛，目痛，脅痛，肩臂痛。	直刺0.5～1.0寸
12	消濼 (SJ 12)	在臂外側，尺骨鷹嘴與肩髎穴連線上，當清冷淵穴上3寸。	頭痛，齒痛，項強，肩臂痛。	直刺0.8～1.2寸
13	臑會 (SJ 13)	在臂外側，當肘尖與肩髎的連線上，肩髎下3寸，三角肌的後下緣。	癭氣，瘰癧，上肢痿痹。	直刺0.8～1.2寸
14	肩髎 (SJ 14)	在肩部，肩髃後方，當臂外展時，於肩峰後下方呈現凹陷處。	肩臂攣痛不遂。	直刺0.8～1.2寸
15	天髎 (SJ 15)	在肩胛部，肩井與曲垣的中間，當肩胛骨上角處。	肩臂痛，頸項強痛。	直刺0.5～0.8寸
16	天牖 (SJ 16)	在頸側部，當乳突的後方直下，平下頜角，胸鎖乳突肌的後緣。	頭痛，項強，目痛，耳聾，瘰癧，面腫。	直刺0.5～1.0寸
17	翳風 (SJ 17)	在耳垂後方，當乳突與下頜角之間的凹陷處。	耳鳴，耳聾，聤耳，面癱，牙關緊閉，齒痛，呃逆，瘰癧，頰腫。	直刺0.8～1.2寸

續表

序號	名稱	定　位	主　治	操　作
18	瘈脈 (SJ 18)	在頭部，耳後乳突中央，當角孫至翳風之間，沿耳輪連線的中、下1/3的交點處。	耳鳴，耳聾，小兒驚風，頭痛。	平刺0.3～0.5寸
19	顱息 (SJ 19)	在頭部，當角孫至翳風之間，沿耳輪連線的上、中1/3的交點處。	小兒驚風，頭痛，耳鳴，耳聾。	平刺0.3～0.5寸
20	角孫 (SJ 20)	在頭部，折耳廓向前，當耳尖直上入髮際處。	目翳，齒痛，疭腮，偏頭痛，項強。	平刺0.3～0.5寸
21	耳門 (SJ 21)	在面部，當耳屏上切跡的前方，下頜骨髁狀突後緣，張口有凹陷處。	耳鳴，耳聾，聤耳，齒痛。	微張口，直刺0.5～1.0寸。
22	耳和髎 (SJ 22)	在頭側部，當鬢髮後緣，平耳廓根之前方，顳淺動脈的後緣。	頭痛，耳鳴，牙關緊閉，面癱。	避開動脈，斜刺或平刺0.3～0.5寸。
23	絲竹空 (SJ 23)	在面部，當眉梢凹陷處。	目赤腫痛，眼瞼瞤動，目眩，頭痛，面癱，癲狂癇。	平刺0.5～1.0寸

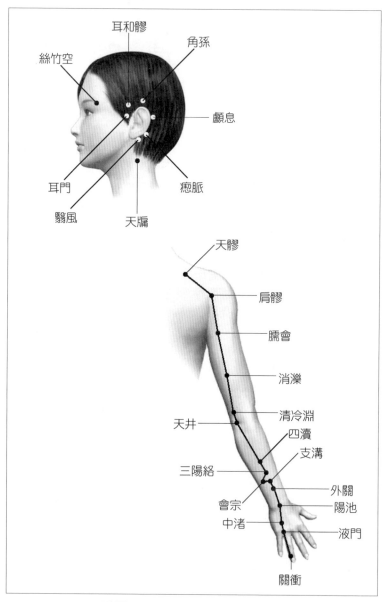

耳和髎

角孫

絲竹空

顱息

耳門

瘈脈

翳風

天牖

天髎

肩髎

臑會

消濼

清冷淵

天井

四瀆

支溝

三陽絡

外關

會宗

陽池

中渚

液門

關衝

附圖10　手少陽三焦經循行圖

附表11　足少陽膽經腧穴

序號	名稱	定　位	主　治	操　作
1	瞳子髎（GB 1）	在面部，目外眥旁，當眶外緣凹陷處。	目赤腫痛，目翳，青盲，面癱，頭痛。	直刺或平刺0.3～0.5寸
2	聽會（GB 2）	在面部，當耳屏間切跡的前方，下頜骨髁狀突的後緣，張口有凹陷處。	耳鳴，耳聾，聤耳，齒痛，面癱。	張口，直刺0.5～1.0寸
3	上關（GB 3）	在耳前，下關直上，當顴弓的上緣凹陷處。	耳鳴，耳聾，偏頭痛，面癱。	直刺0.5～1.0寸
4	頷厭（GB 4）	在頭部鬢髮上，當頭維與曲鬢弧形連線的上1／4與下3／4交點處。	偏頭痛，眩暈，癲癇，齒痛，耳鳴，面癱。	平刺0.5～0.8寸
5	懸顱（GB 5）	在頭部鬢髮上，當頭維與曲鬢弧形連線的中點處。	偏頭痛，目赤腫痛，齒痛，面腫，鼻出血。	平刺0.5～0.8寸
6	懸厘（GB 6）	在頭部鬢髮上，當頭維與曲鬢弧形連線的上3／4下、1／4交點處。	偏頭痛，目赤腫痛，耳鳴，齒痛，面痛。	平刺0.5～0.8寸
7	曲鬢（GB 7）	在頭部，當耳前鬢角髮際後緣的垂線與耳尖水平線交點處。	偏頭痛，頷頰腫，目赤腫痛，暴喑，牙關緊閉。	平刺0.5～0.8寸
8	率谷（GB 8）	在頭部，當耳尖直上入髮際1.5寸。	偏正頭痛，眩暈，耳鳴，耳聾，小兒急、慢驚風。	平刺0.5～0.8寸
9	天衝（GB 9）	在頭部，當耳根後緣直上入髮際2寸。	頭痛，耳鳴，耳聾，牙齦腫痛，癲癇。	平刺0.5～0.8寸

續表

序號	名稱	定位	主治	操作
10	浮白 (GB 10)	在頭部，當耳後乳突的後上方，天衝與完骨的弧形連線的中 1/3 與上 1/3 交點處。	頭痛，耳鳴，耳聾，目痛，癭氣。	平刺 0.5～0.8 寸
11	頭竅陰 (GB 11)	在頭部，當耳後乳突的後上方，天衝與完骨的中 1/3 與下 1/3 交點處。	耳鳴，耳聾，頭痛，眩暈，頸項強痛。	平刺 0.5～0.8 寸
12	完骨 (GB 12)	在頭部，當耳後乳突的後下方凹陷處。	頭痛，頸項強痛，失眠，面癱，瘧疾。	直刺 0.5～0.8 寸
13	本神 (GB 13)	在頭部，當前髮際上 0.5 寸，神庭旁開 3 寸，神庭與頭維連線的內 2/3 與外 1/3 的交點處。	頭痛，眩暈，目赤腫痛，癲癇，小兒驚風，中風昏迷。	平刺 0.3～0.5 寸
14	陽白 (GB 14)	在前額部，當瞳孔直上，眉上 1 寸。	頭痛，眩暈，視物模糊，目痛，眼瞼下垂，面癱。	平刺 0.3～0.5 寸
15	頭臨泣 (GB 15)	在頭部，當瞳孔直上入前髮際 0.5 寸，神庭與頭維連線的中點處。	頭痛，目眩，流淚，鼻塞，鼻淵，小兒驚風，癲癇。	平刺 0.3～0.5 寸
16	目窗 (GB 16)	在頭部，當前髮際上 1.5 寸，頭正中線旁開 2.25 寸。	目赤腫痛，青盲，視物模糊，鼻塞，頭痛，眩暈，小兒驚癇。	平刺 0.3～0.5 寸
17	正營 (GB 17)	在頭部，當前髮際上 2.5 寸，頭正中線旁開 2.25 寸。	頭痛，眩暈，項強，齒痛，唇吻急強。	平刺 0.3～0.5 寸

續表

序號	名稱	定　位	主　治	操　作
18	承靈（GB 18）	在頭部，當前髮際上4寸，頭正中線旁開2.25寸。	頭痛，眩暈，目痛，鼻塞，鼻出血。	平刺0.3～0.5寸
19	腦空（GB 19）	在頭部，當枕外隆凸的上緣外側，頭正中線旁開2.25寸。	頭痛，目眩，頸項強痛，癲狂癇，驚悸。	平刺0.3～0.5寸
20	風池（GB 20）	在項部，當枕骨之下，與風府相平，胸鎖乳突肌與斜方肌上端之間的凹陷處。	頭痛，眩暈，失眠，癲癇，目赤腫痛，鼻塞，鼻淵，耳鳴，咽喉腫痛，感冒，熱病，頸項強痛。	向鼻尖方向斜刺0.8～1.2寸
21	肩井（GB 21）	在肩上，前直乳中，當大椎與肩峰端連線的中點上。	頭痛，眩暈，頸項強痛，肩背疼痛，瘰癧，乳癰，乳汁少。	直刺0.3～0.5寸，切忌深刺、搗刺，孕婦禁用
22	淵腋（GB 22）	在側胸部，舉臂，當腋中線上，腋下3寸，第4肋間隙中。	胸滿，脇痛，上肢痺痛。	平刺0.5～0.8寸
23	輒筋（GB 23）	在側胸部，淵腋前1寸，平乳頭，第4肋間隙中。	胸滿，脇痛，氣喘，腋腫，嘔吐，吞酸。	平刺0.3～0.5寸
24	日月（GB 24）	在上腹部，當乳頭直下，第7肋間隙，前正中線旁開4寸。	黃疸，嘔吐，吞酸，呃逆，胃脘痛，脇痛。	斜刺或平刺0.5～0.8寸
25	京門（GB 25）	在側腰部，章門後1.8寸，當第12肋骨游離端的下方。	小便不利，水腫，腹脹，泄瀉，腸鳴，嘔吐，腰痛，脇痛。	直刺0.5～1.0寸

續表

序號	名稱	定　位	主　治	操　作
26	帶脈 (GB 26)	在側腹部，章門下1.8寸，當第11肋骨游離端的下方垂線與臍水平線的交點上。	帶下，月經不調，陰挺，經閉，疝氣，小腹痛，脅痛，腰痛。	直刺0.8～1.0寸
27	五樞 (GB 27)	在側腹部，當髂前上棘的前方，橫平臍下3寸處。	腹痛，便秘，帶下，月經不調，陰挺，疝氣。	直刺1.0～1.5寸
28	維道 (GB 28)	在側腹部，當髂前上棘的前下方，五樞前下0.5寸處。	少腹痛，便秘，腸癰，陰挺，帶下，疝氣，月經不調。	直刺1.0～1.5寸
29	居髎 (GB 29)	在髖部，當髂前上棘與股骨大轉子最凸點連線的中點處。	腰痛，下肢痿痺，疝氣。	直刺1.0～1.5寸
30	環跳 (GB 30)	在股外側部，側臥屈股，當股骨大轉子最凸點與骶管裂孔連線的外1/3與內2/3交點處。	下肢痿痺，半身不遂，腰腿痛。	直刺2.0～3.0寸
31	風市 (GB 31)	在大腿外側部的中線上，當膕橫紋上7寸，或直立垂手時，中指尖處。	下肢痿痺，遍身瘙癢，腳氣。	直刺1.0～2.0寸
32	中瀆 (GB 32)	在大腿外側，當風市下2寸，或膕橫紋上5寸，股外側肌與股二頭肌之間。	下肢痿痺，半身不遂，腳氣。	直刺1.0～2.0寸

續表

序號	名稱	定　位	主　治	操　作
33	膝陽關（GB 33）	在膝外側，當陽陵泉上3寸，股骨外上髁上方的凹陷處。屈膝，於股骨外上髁後，當髂脛束與股二頭肌腱之間凹陷處取穴。	半身不遂，膝臏腫痛攣急，小腿麻木，腳氣。	直刺1.0～1.5寸
34	陽陵泉（GB 34）	在小腿外側，當腓骨頭前下方凹陷處。	黃疸，嘔吐，脇痛，下肢痿痹，腳氣，肩痛。	直刺1.0～1.5寸
35	陽交（GB 35）	在小腿外側，當外踝尖上7寸，腓骨後緣。	胸脇脹滿，下肢痿痹，癲狂。	直刺1.0～1.5寸
36	外丘（GB 36）	在小腿外側，當外踝尖上7寸，腓骨前緣，平陽交。	胸脇脹滿，頸項強痛，下肢痿痹，癲狂。	直刺1.0～1.5寸
37	光明（GB 37）	在小腿外側，當外踝尖上5寸，腓骨前緣。	目痛，夜盲，目視不明，乳房脹痛，乳汁少。	直刺1.0～1.5寸
38	陽輔（GB 38）	在小腿外側，當外踝尖上4寸，腓骨前緣稍前方。	偏頭痛，目外眥痛，咽喉腫痛，胸脇脹滿，下肢痿痹。	直刺0.8～1.2寸
39	懸鐘（GB 39）	在小腿外側，當外踝尖上3寸，腓骨前緣。	頸項強痛，偏頭痛，咽喉腫痛，痔疾，便秘，下肢痿痹，腳氣。	直刺0.5～0.8寸
40	丘墟（GB 40）	在足外踝的前下方，當趾長伸肌腱的外側凹陷處。	胸脇脹痛，下肢痿痹，外踝腫痛，腳氣，瘧疾。	直刺0.5～0.8寸

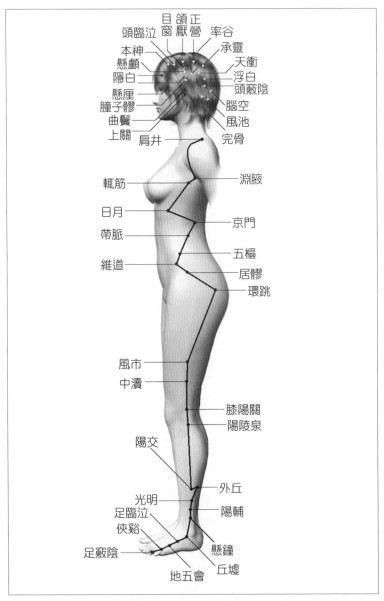

附圖11　足少陽膽經循行圖

續表

序號	名稱	定　位	主　治	操　作
41	足臨泣（GB 41）	在足背外側，當足四趾本節（第4蹠趾關節）的後方，小趾伸肌腱的外側凹陷處。	偏頭痛，目赤腫痛，目眩，目澀，乳癰，乳脹，月經不調，脇痛，足跗腫痛。	直刺0.3～0.5寸
42	地五會（GB 42）	在足背外側，當足四趾本節（第4蹠趾關節）的後方，第4、5蹠骨之間，小趾伸肌腱的內側緣。	頭痛，目赤，耳鳴，乳癰，乳脹，脇痛，足跗腫痛。	直刺0.3～0.5寸
43	俠谿（GB 43）	在足背外側，當第4、5趾間，趾蹼緣後方赤白肉際處。	頭痛，眩暈，目赤腫痛，耳鳴，耳聾，胸脇疼痛，乳癰。	直刺0.3～0.5寸
44	足竅陰（GB 44）	在足第4趾末節外側，距趾甲角0.1寸。	目赤腫痛，耳鳴，耳聾，咽喉腫痛，頭痛，失眠，多夢，脇痛，足跗腫痛，熱病。	淺刺0.1寸，或點刺出血

附表12　足厥陰肝經腧穴

序號	名稱	定　　位	主　　治	操　　作
1	大敦 （LR 1）	在足大趾末節外側，距趾甲角0.1寸。	疝氣，遺尿，癃閉，經閉，崩漏，月經不調，陰挺，癲癇。	淺刺 0.1～0.2寸，或點刺出血。
2	行間 （LR 2）	在足背側，當第1、2趾間，趾蹼緣的後方赤白肉際處。	頭痛，目眩，目赤腫痛，面癱，月經不調，崩漏，痛經，經閉，帶下，疝氣，小便不利，尿痛，中風，脅痛，急躁易怒，黃疸。	直刺0.5～0.8寸
3	太衝 （LR 3）	在足背側，當第1蹠骨間隙的後方凹陷處。	頭痛，眩暈，面癱，咽痛，耳聾，脅痛，急躁易怒。	直刺0.5～0.8寸
4	中封 （LR 4）	在足背側，當足內踝前，商丘與解谿連線之間，脛骨前肌腱的內側凹陷處。	疝氣，腹痛，小便不利，遺精，下肢痿痹，足踝腫痛。	直刺0.5～0.8寸
5	蠡溝 （LR 5）	在小腿內側，當足內踝尖上5寸，脛骨內側面的中央。	睪丸腫痛，外陰瘙癢，小便不利，遺尿，月經不調，帶下。	平刺0.5～0.8寸
6	中都 （LR 6）	在小腿內側，當足內踝尖上7寸，脛骨內側面的中央。	疝氣，崩漏，惡露不盡，腹痛，泄瀉，脅痛，下肢痿痹。	平刺0.5～0.8寸
7	膝關 （LR 7）	在小腿內側，當脛骨內上髁的後下方，陰陵泉後1寸，腓腸肌內側的上部。	膝股疼痛，下肢痿痹。	直刺1.0～1.5寸

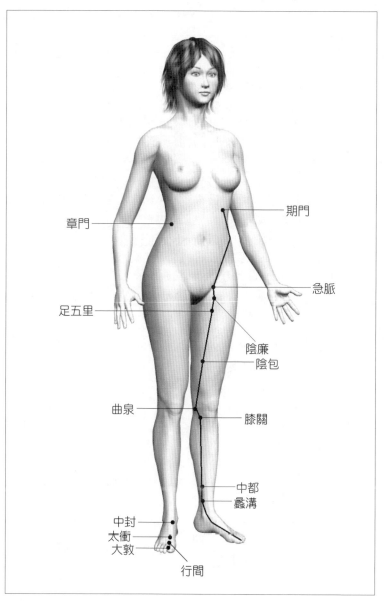

附圖12　足厥陰肝經循行圖

續表

序號	名稱	定　位	主　治	操　作
8	曲泉 (LR 8)	在膝內側，屈膝，當膝關節內側面橫紋內側端，股骨內側髁的後緣，半腱肌、半膜肌止端的前緣凹陷處。	小腹痛，小便不利，淋證，癃閉，月經不調，痛經，帶下，陰挺，陰癢，遺精，陽痿，膝股疼痛。	直刺0.8～1.0寸
9	陰包 (LR 9)	在大腿內側，當股骨內上髁上4寸，股內肌與縫匠肌之間。	月經不調，遺尿，小便不利，腰骶痛引小腹。	直刺1.0～2.0寸
10	足五里 (LR 10)	在大腿內側，當氣衝直下3寸，大腿根部，恥骨結節的下方，長收肌的外緣。	小便不利，小腹脹痛，遺尿，帶下，陰囊濕癢，陰挺，睾丸腫痛。	直刺1.0～2.0寸
11	陰廉 (LR 11)	在大腿內側，當氣衝直下2寸，大腿根部，恥骨結節的下方，長收肌的外緣。	月經不調，帶下，小腹脹痛。	直刺1.0～2.0寸
12	急脈 (LR 12)	在恥骨結節的外側，當氣衝外下方腹股溝股動脈搏動處，前正中線旁開2.5寸。	疝氣，少腹痛，陰挺，陰莖痛，外陰腫痛。	避開動脈，直刺0.5～0.8寸
13	章門 (LR 13)	在側腹部，當第11肋游離端的下方。	腹脹，泄瀉，腸鳴，嘔吐，痞塊，脅痛，黃疸。	直刺0.5～0.8寸
14	期門 (LR 14)	在胸部，當乳頭直下，第6肋間隙，前正中線旁開4寸。	胸脇脹痛，腹脹，呃逆，乳癰，鬱悶。	斜刺或平刺0.5～0.8寸

附表13　督脈腧穴

序號	名稱	定　位	主　治	操　作
1	長強 （DU 1）	在尾骨端下，當尾骨端與肛門連線中點處。	痔疾，脫肛，泄瀉，便秘，癲狂癇，瘛瘲，腰痛，尾骶骨痛。	斜刺，針尖向上與骶骨平行刺入 0.5～1.0寸；不得刺穿直腸，以防感染。
2	腰俞 （DU 2）	在骶部，當後正中線上，適對骶管裂孔。	腰脊強痛，下肢痿痹，月經不調，痔疾，脫肛，便秘，癲癇。	向上斜刺0.5～1.0寸
3	腰陽關 （DU 3）	在腰部，當後正中線上，第4腰椎棘突下凹陷中。	腰骶疼痛，下肢痿痹，月經不調，帶下，遺精，陽痿。	直刺0.5～1.0寸
4	命門 （DU 4）	在腰部，當後正中線上，第2腰椎棘突下凹陷中。	腰痛，下肢痿痹，遺精，陽痿，早洩，月經不調，赤白帶下，遺尿。	直刺0.5～1.0寸
5	懸樞 （DU 5）	在腰部，當後正中線上，第1腰椎棘突下凹陷中。	腹痛，泄瀉，腸鳴，腰脊強痛。	直刺0.5～1.0寸
6	脊中 （DU 6）	在背部，當後正中線上，第11胸椎棘突下凹陷中。	泄瀉，脫肛，痔疾，黃疸，小兒疳積，癲癇，脊背強痛。	斜刺0.5～1.0寸
7	中樞 （DU 7）	在背部，當後正中線上，第10胸椎棘突下凹陷中。	胃痛，嘔吐，腹滿，黃疸，腰背疼痛。	斜刺0.5～1.0寸
8	筋縮 （DU 8）	在背部，當後正中線上，第9胸椎棘突下凹陷中。	脊背強痛，癲癇，抽搐，胃痛。	斜刺0.5～1.0寸

續表

序號	名稱	定　位	主　治	操　作
9	至陽 （DU 9）	在背部，當後正中線上，第7胸椎棘突下凹陷中。	黃疸，胸脇脹痛，身熱，咳嗽，氣喘，胃痛，脊背強痛。	斜刺0.5～1.0寸
10	靈台 （DU 10）	在背部，當後正中線上，第6胸椎棘突下凹陷中。	疔瘡，氣喘，咳嗽，胃痛，脊背強痛。	斜刺0.5～1.0寸
11	神道 （DU 11）	在背部，當後正中線上，第5胸椎棘突下凹陷中。	心悸，健忘，小兒驚癇，咳喘，脊背強痛。	斜刺0.5～1.0寸
12	身柱 （DU 12）	在背部，當後正中線上，第3胸椎棘突下凹陷中。	咳嗽，氣喘，身熱，癲癇，脊背強痛。	斜刺0.5～1.0寸
13	陶道 （DU 13）	在背部，當後正中線上，第1胸椎棘突下凹陷中。	熱病，骨蒸潮熱，瘧疾，頭痛，脊強，癲狂癇。	斜刺0.5～1.0寸
14	大椎 （DU 14）	在後正中線上，第7頸椎棘突下凹陷中。	熱病，咳嗽，氣喘，癲癇，小兒驚風，感冒，畏寒，風疹，頭項強痛。	斜刺0.5～1.0寸
15	啞門 （DU 15）	在項部，當後髮際正中直上0.5寸，第1頸椎下。	暴喑，舌強不語，癲狂癇，頭痛，項強，中風。	伏案正坐位，使頭微前傾，項肌放鬆，向下頜方向緩慢刺入0.5～1.0寸。
16	風府 （DU 16）	在項部，當後髮際正中直上1寸，枕外隆凸直下，兩側斜方肌之間凹陷中。	頭痛，眩暈，項強，中風不語，半身不遂，癲狂癇，目痛，鼻出血，咽喉腫痛。	伏案正坐，使頭微前傾，項肌放鬆，向下頜方向緩慢刺入0.5～1.0寸。針尖不可刺入枕骨大孔，誤傷延髓。

續表

序號	名稱	定　位	主　治	操　作
17	腦戶 (DU 17)	在頭部，後髮際正中直上 2.5 寸，風府上 1.5 寸，枕外隆凸的上緣凹陷處。	頭痛，項強，眩暈，癲癇。	平刺 0.5～1.0 寸
18	強間 (DU 18)	在頭部，當後髮際正中直上 4 寸（腦戶上 1.5 寸）。	頭痛，目眩，項強，癲狂，失眠。	平刺 0.5～0.8 寸
19	後頂 (DU 19)	在頭部，當後髮際正中直上 5.5 寸（腦戶上 3 寸）。	頭痛，項強，眩暈，癲狂癇。	平刺 0.5～1.0 寸
20	百會 (DU 20)	在頭部，當前髮際正中直上 5 寸，或兩耳尖連線中點處。	頭痛，眩暈，中風失語，癲狂癇，失眠，健忘，脫肛，陰挺，久瀉。	平刺 0.5～1.0 寸
21	前頂 (DU 21)	在頭部，當前髮際正中直上 3.5 寸（百會前 1.5 寸）。	頭痛，眩暈，中風偏癱，癲癇，目赤腫痛，鼻淵。	平刺 0.3～0.5 寸
22	囟會 (DU 22)	在頭部，當前髮際正中直上 2 寸（百會前 3 寸）。	頭痛，眩暈，鼻淵，鼻出血，癲癇。	平刺 0.3～0.5 寸 小兒禁刺
23	上星 (DU 23)	在頭部，當前髮際正中直上 1 寸。	鼻淵，鼻出血，目痛，頭痛，眩暈，熱病，瘧疾。	平刺 0.5～0.8 寸
24	神庭 (DU 24)	在頭部，當前髮際正中直上 0.5 寸。	頭痛，眩暈，失眠，鼻淵，流淚，目痛。	平刺 0.3～0.5 寸
25	素髎 (DU 25)	在面部，當鼻尖的正中央。	鼻塞，鼻淵，鼻出血，酒渣鼻，目痛，驚厥，昏迷，窒息。	向上斜刺 0.3～0.5 寸，或點刺出血；一般不灸。

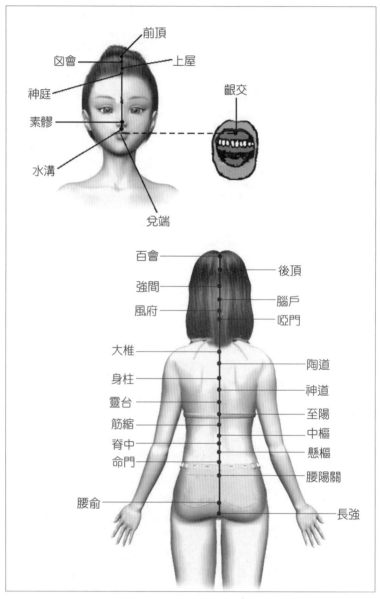

附圖13　督脈循行圖

續表

序號	名稱	定　位	主　治	操　作
26	水溝 （DU 26）	在面部，當人中溝的上1／3與中1／3交點處。	昏迷，暈厥，抽搐，面癱，鼻塞，閃挫腰痛，脊膂強痛，消渴，黃疸，遍身水腫。	向上斜刺0.3～0.5寸（或用指甲按陷）；一般不灸。
27	兌端 （DU 27）	在面部，當上唇的尖端，人中溝下端的皮膚與唇的移行部。	面癱，齒齦腫痛，鼻塞，鼻出血，癲疾，昏厥。	斜刺0.2～0.3寸，一般不灸。
28	齦交 （DU 28）	在上唇內，唇系帶與上齒齦的相接處。	牙齦腫痛，鼻淵，鼻出血，腰痛，項強，痔疾。	向上斜刺0.2～0.3寸；一般不灸。

附表14　任脈腧穴

序號	名稱	定　位	主　治	操　作
1	會陰 （NR 1）	在會陰部，男性當陰囊根部與肛門連線的中點，女性當大陰唇後聯合與肛門連線的中點。	小便不利，遺尿，遺精，陽痿，月經不調，陰痛，陰癢，痔疾，脫肛，溺水、窒息、產後昏迷，癲狂。	直刺0.5～1.0寸，孕婦慎用。
2	曲骨 （NR 2）	在前正中線上，恥骨聯合上緣的中點處。	月經不調，痛經，帶下，小便不利，遺尿，遺精，陽痿，陰囊濕疹。	直刺0.5～1.0寸，內為膀胱，應在排尿後進行針刺；可灸。孕婦慎用。
3	中極 （NR 3）	在下腹部，前正中線上，當臍下4寸。	癃閉，遺尿，尿頻，月經不調，帶下，痛經，崩漏，陰挺，遺精，陽痿，疝氣。	直刺0.5～1.0寸；可灸。需在排尿後進行針刺，孕婦慎用。

續表

序號	名稱	定　位	主　治	操　作
4	關元 (NR 4)	在下腹部，前正中線上，當臍中下3寸。	虛勞羸瘦，眩暈，陽痿，遺精，月經不調，痛經，崩漏，不孕，遺尿，小便頻數，癃閉，腹痛，泄瀉。	直刺 1.0～2.0寸，需在排尿後進行針刺；可灸。孕婦慎用。
5	石門 (NR 5)	在下腹部，前正中線上，當臍中下2寸。	小便不利，遺精，陽痿，帶下，崩漏，產後惡露不盡，疝氣，腹痛，腹脹，水腫，泄瀉。	直刺 1.0～2.0寸；可灸。孕婦慎用。
6	氣海 (NR 6)	在下腹部，前正中線上，當臍中下1.5寸。	腹痛，泄瀉，便秘，遺尿，陽痿，遺精，閉經，痛經，崩漏，帶下。	直刺 1.0～2.0寸；可灸。孕婦慎用。
7	陰交 (NR 7)	在下腹部，前正中線上，當臍中下1寸。	腹痛，水腫，泄瀉，月經不調，帶下，疝氣。	直刺 1.0～2.0寸；可灸。孕婦慎用。
8	神闕 (NR 8)	在腹中部，臍中央。	腹痛，久瀉，脫肛，痢疾，水腫，虛脫。	因消毒不便，故一般不針，多用艾條或艾炷隔鹽灸。
9	水分 (NR 9)	在上腹部，前正中線上，當臍中上1寸。	腹痛，泄瀉，反胃吐食，水腫，腹脹，小便不利。	直刺 1.0～2.0寸；宜灸。
10	下脘 (NR 10)	在上腹部，前正中線上，當臍中上2寸。	腹痛，腹脹，食穀不化，嘔吐，泄瀉，虛腫，消瘦。	直刺 1.0～2.0寸；可灸。
11	建里 (NR 11)	在上腹部，前正中線上，當臍中上3寸。	胃痛，腹脹，腸鳴，嘔吐，不嗜食，水腫。	直刺 1.0～2.0寸；可灸。

續表

序號	名稱	定　位	主　治	操　作
12	中脘（NR 12）	在上腹部，前正中線上，當臍中上4寸。	胃痛，嘔吐，吞酸，腹脹，食不化，泄瀉，咳喘痰多，失眠。	直刺 1.0～1.5寸；可灸。
13	上脘（NR 13）	在上腹部，前正中線上，當臍中上5寸。	胃痛，嘔吐，腹脹，吞酸，食不化，吐血，黃疸，癲癇。	直刺 1.0～1.5寸；可灸。
14	巨闕（NR 14）	在上腹部，前正中線上，當臍中上6寸。	胃痛，吞酸，嘔吐，胸痛，心悸，癲狂癇。	向上斜刺0.5～1.0寸；不可深刺，以免損傷肝臟；可灸。
15	鳩尾（NR 15）	在上腹部，前正中線上，當胸劍結合部下1寸。	胸悶，心悸，心痛，噎膈，嘔吐，腹脹，癲狂癇。	向上斜刺0.5～1.0寸。
16	中庭（NR 16）	在胸部，當前正中線上，平第5肋間，即胸劍結合部。	胸脇脹滿，心痛，嘔吐，小兒吐乳。	平刺0.3～0.5寸可灸。
17	膻中（NR 17）	在胸部，當前正中線上，平第4肋間，兩乳頭連線中點。	胸悶，氣短，胸痛，心悸，咳嗽，氣喘，乳汁少，乳癰，呃逆，嘔吐。	平刺0.3～0.5寸可灸。
18	玉堂（NR 18）	在胸部，當前正中線上，平第3肋間。	胸痛，胸悶，咳嗽，氣喘，嘔吐。	平刺0.3～0.5寸可灸。
19	紫宮（NR 19）	在胸部，當前正中線上，平第2肋間。	咳嗽，氣喘，胸痛，胸悶。	平刺0.3～0.5寸可灸。
20	華蓋（NR 20）	在胸部，當前正中線上，平第1肋間。	咳嗽，氣喘，胸痛，咽喉腫痛。	平刺0.3～0.5寸可灸。
21	璇璣（NR 21）	在胸部，當前正中線上，天突下1寸。	咳嗽，氣喘，胸痛，咽喉腫痛。	平刺0.3～0.5寸可灸。

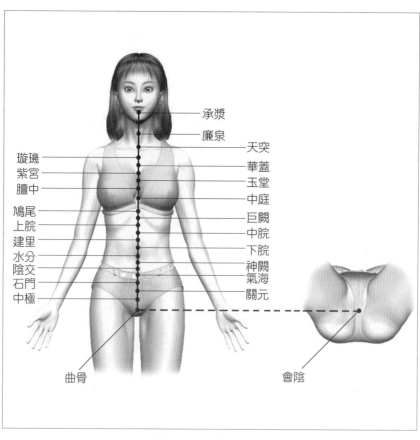

附圖14　任脈循行圖

續表

序號	名稱	定位	主治	操作
22	天突 (NR 22)	在頸部，當前正中線上，胸骨上窩中央。	咳嗽，哮喘，咽喉腫痛，梅核氣，噎膈。	先直刺0.2寸，然後將針尖轉向下方，緊靠胸骨後方刺入1.0～1.5寸；可灸。
23	廉泉 (NR 23)	在頸部，當前正中線上，結喉上方，舌骨上緣凹陷處。	舌強不語，舌下腫痛，舌本攣急，暴喑，吞咽困難，口舌生瘡，咽喉腫痛。	向舌根斜刺0.5～0.8寸；可灸。
24	承漿 (NR 24)	在面部，當頦唇溝的正中凹陷處。	面癱，流涎，口舌生瘡，消渴。	斜刺0.3～0.5寸可灸。

附表15 頭頸部奇穴

序號	名稱	定位	主治	操作
1	四神聰 (EX-HN1)	正坐位，在頭頂部，當百會前後左右各1寸，共4個穴位。	頭痛，眩暈，失眠，健忘，癲癇。	平刺0.5～0.8寸
2	當陽 (EX-HN2)	正坐位，在頭前部，當瞳孔直上，前髮際上1寸。	偏、正頭痛，眩暈，目赤腫痛。	沿皮向上刺0.5～0.8寸
3	印堂 (EX-HN3)	在額部，當兩眉頭之中間。	頭痛，眩暈，失眠，鼻塞，鼻淵，鼻出血，眉棱骨痛。	提捏進針，從上向下平刺，或向左、右透刺攢竹、睛明等穴，深0.5～1.0寸。

附表15　頭頸部奇穴

序號	名稱	定位	主治	操作
4	魚腰 （EX-HN4）	正坐或仰臥位，在額部，瞳孔直上，眉毛中。	目亦腫痛，目翳，眼瞼瞤動，眉棱骨痛。	平刺0.3～0.5寸
5	太陽 （EX-HN5）	正坐或側伏坐位，在顳部，當眉梢與目外眥之間，向後約一橫指的凹陷處。	頭痛，目疾，齒痛，面痛。	直刺或斜刺0.3～0.5寸，或用三棱針點刺出血。
6	耳尖 （EX-HN6）	正坐或側伏坐位，在耳廓的上方，當折耳向前，耳廓上方的尖端處。	目赤腫痛，目翳，麥粒腫，咽喉腫痛。	直刺0.1～0.2寸；或用三棱針點刺出血。
7	球後 （EX-HN7）	仰靠坐位，當眶下緣外1/4與內3/4交界處。	目疾。	選30號以上的毫針，用押手將眼球推向上方，針尖沿眶下緣從外下向內上方，針身成弧形沿眼球刺向視神經方向0.5～1.0寸，刺入後不宜捻轉，可輕度提插。
8	上迎香 （EX-HN8）	仰靠坐位，在面部，當鼻翼軟骨與鼻甲的交界處，近鼻唇溝上端處。	鼻塞，鼻淵，目赤腫痛，迎風流淚，頭痛。	向內上方斜刺0.3～0.5寸

續表

序號	名稱	定　位	主　治	操　作
9	內迎香 （EX–HN9）	仰靠坐位，在鼻孔內，當鼻翼軟骨與鼻甲交界的黏膜處。	鼻疾，目赤腫痛。	用三棱針點刺出血；有出血體質者忌用。
10	聚泉 （EX–HN10）	正坐位，張口伸舌。在口腔內，當舌背正中縫的中點處。	舌強，舌緩，食不知味，消渴，氣喘。	直刺 0.1～0.2寸；或用三棱針點刺出血。
11	海泉 （EX–HN11）	正坐張口，舌捲向後方。在口腔內，當舌下系帶中點處。	舌體腫脹，舌緩不收，消渴。	用圓利針或細三棱針點刺出血。
12	金津、玉液 （EX–HN12）	正坐張口，舌捲向後方。於舌面下，舌系帶兩旁之靜脈上取穴。左稱金津，右稱玉液。	舌強不語，舌腫，口瘡，嘔吐，消渴。	點刺出血
13	翳明 （EX–HN13）	正坐位，頭略前傾。在項部，當翳風後1寸。	目疾，耳鳴，失眠，頭痛。	直刺0.5～1.0寸
14	頸百勞 （EX–HN14）	正坐位或俯伏坐位。在頸部，當大椎直上2寸，後正中線旁開1寸。	頸項強痛，咳嗽，氣喘，骨蒸潮熱，盜汗。	直刺0.5～1.0寸

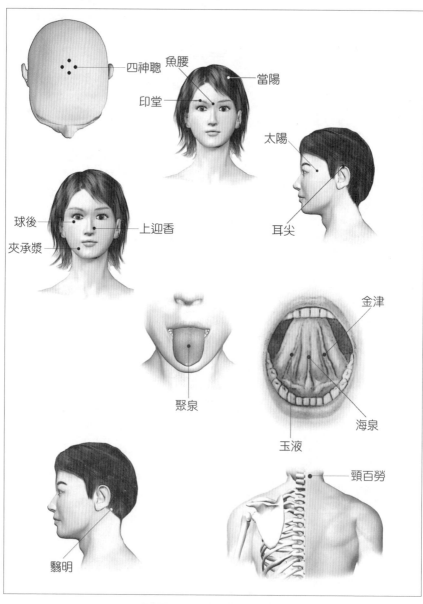

四神聰　魚腰　當陽　印堂　太陽

球後　上迎香　耳尖　夾承漿

聚泉　金津　海泉　玉液

翳明　頸百勞

附圖15　頭頸部奇穴圖

附表16　腹胸部奇穴

序號	名稱	定　位	主　治	操　作
1	子宮（EX–CA1）	仰臥位。在下腹部，當臍中下4寸，中極旁開3寸。	子宮脫垂，不孕，痛經，崩漏，月經不調。	直刺0.8～1.2寸可灸。

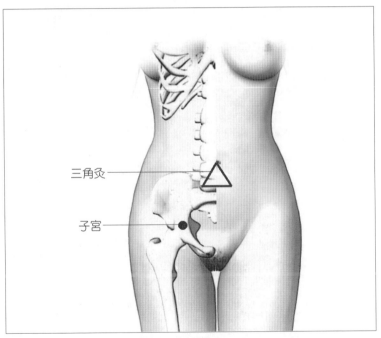

附圖16　胸腹部奇穴圖

附表 17　背部奇穴

序號	名稱	定　位	主　治	操　作
1	定喘 （EX–B1）	俯伏或臥位，在背部，在第7頸椎棘突下，旁開0.5寸。	哮喘，咳嗽，落枕，肩背痛。	直刺或偏向內側，0.5～1.0寸
2	夾脊 （EX–B2）	俯伏或伏臥位，在背腰部，當第1胸椎至第5腰椎棘突下兩側，後正中線旁開0.5寸，一側17個穴位。	心肺、胸部及上肢疾病，胃腸、脾、肝、膽疾病，下肢疼痛，腰、骶、小腹部疾病。	稍向內斜刺0.5～1.0寸，待有麻脹感即停止進針，嚴格掌握進針的角度及深度，防止損傷內臟或引起氣胸。
3	胃脘下俞 （EX–B3）	俯臥或伏臥位。在背部，當第8胸椎棘突下，旁開1.5寸。	胃痛，腹痛，胸脅痛，消渴，胰腺炎。	向內斜刺0.3～0.5寸
4	痞根 （EX–B4）	伏臥位。在腰部，當第1腰椎棘突下，旁開3.5寸。	腰痛，痞塊，癥瘕。	直刺0.5～1.0寸
5	下極俞 （EX–B5）	伏臥位，在腰部，當後正中線上，第5腰椎棘突下。	腰骶痛，痛經，崩漏，月經不調，遺尿。	直刺0.5～1.0寸
6	腰眼 （EX–B6）	伏臥位。在腰部，當第4腰椎棘突下，旁開3.5寸凹陷中。	腰痛，尿頻，月經不調，帶下。	直刺0.5～1.0寸
7	十七椎 （EX–B7）	伏臥位。在腰部，當後正中線上，第5腰椎棘突下。	腰骶痛，痛經，崩漏，月經不調，遺尿。	直刺0.5～1.0寸
8	腰奇 （EX–B8）	在骶部，當尾骨端直上2寸，骶角之間凹陷中。	便秘，癲癇，失眠，頭痛。	向上平刺1.0～1.5寸

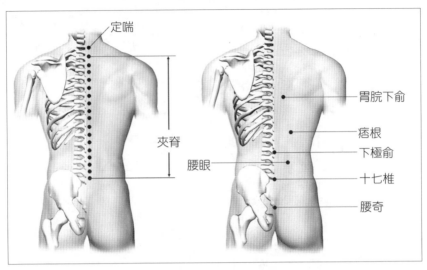

定喘

夾脊

腰眼

胃脘下俞

痞根

下極俞

十七椎

腰奇

附圖 17 背部奇穴圖

附表 18　上肢部奇穴

序號	名稱	定　位	主　治	操　作
1	肘尖（EX–UE1）	正坐屈肘約 90°，在肘後部，屈肘，當尺骨鷹嘴的尖端。	癰疽，疔瘡，瘰癧。	灸
2	二白（EX–UE2）	伸腕仰掌，在前臂掌側，腕橫紋上 4 寸，橈側腕屈肌腱的兩側，一側 2 個穴位。	痔瘡，脫肛，前臂痛，胸脇痛。	直刺 0.5～0.8 寸
3	中泉（EX–UE3）	伏掌，在腕背側橫紋中，當指總伸肌腱橈側的凹陷處。	胸脇脹滿，咳嗽，氣喘，心痛，胃脘疼痛。	直刺 0.3～0.5 寸
4	中魁（EX–UE4）	握掌，掌心向下，在中指背側近側指間關節的中點處。	牙痛，鼻出血，噎膈，嘔吐。	灸

續表

序號	名稱	定　位	主　治	操　作
5	大骨空 （EX-UE5）	握拳，掌心向下，在拇指背側指間關節的中點處。	目痛，目翳，吐瀉。	灸
6	小骨空 （EX-UE6）	握拳，掌心向下，在小指背側近端指間關節的中點處。	目赤腫痛，目翳，咽喉腫痛。	灸
7	腰痛點 （EX-UE7）	伏掌。在手背側，當第2、3掌骨及第4、5掌骨之間，當腕橫紋與掌指關節中點處，一側2穴，左右共4個穴位。	急性腰扭傷	直刺0.3～0.5寸
8	外勞宮 （EX-UE8）	伏掌，在手背側，當第2、3掌骨之間，掌指關節後0.5寸。	落枕，手指麻木，手指屈伸不利。	直刺0.5～0.8寸
9	八邪 （EX-UE9）	微握拳，在手背側，第1至第5指間，指蹼緣後方赤白肉際處，左右共8個穴位。	煩熱，目痛，毒蛇咬傷，手指麻木。	向下斜刺0.5～0.8寸；或點刺出血。
10	四縫 （EX-UE10）	仰掌伸指。在第2至第5指掌側，近端指關節的中央，一側4個穴位。	小兒疳積，百日咳	直刺0.1～0.2寸，擠出少量黃白色透明黏液或出血。
11	十宣 （EX-UE11）	仰掌，十指微屈。在手十指尖端，距指甲游離緣0.1寸（指寸），左右共10個穴位。	昏迷，高熱，暈厥，中暑，咽喉腫痛。	直刺0.1～0.2寸；或用三棱針點刺出血。

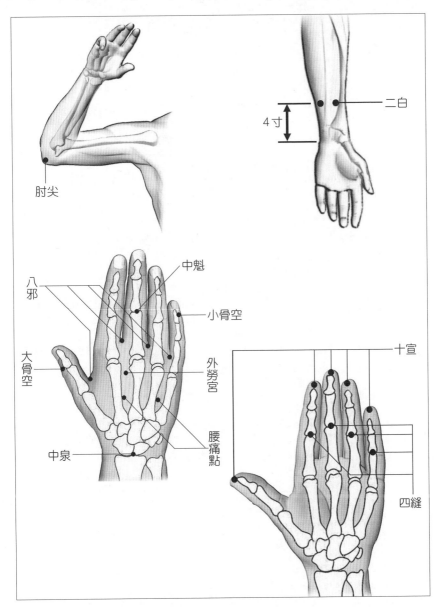

附圖18　上肢部奇穴圖

附表19　下肢部奇穴

序號	名稱	定　位	主　治	操　作
1	髖骨（EX–LE1）	仰臥，在大腿前面下部，當梁丘兩旁各1.5寸，一側2穴，左右共4個穴位。	鶴膝風，下肢痿痹。	直刺0.5～1.0寸
2	鶴頂（EX–LE2）	屈膝。在膝上部，髕底的中點上方凹陷處。	膝關節酸痛，腿足無力。	直刺0.5～0.8寸
3	百蟲窩（EX–LE3）	正坐屈膝或仰臥位，在大腿內側，髕底內側上3寸，即血海上1寸。	皮膚瘙癢，風疹，濕疹，瘡瘍。	直刺0.5～1.0寸
4	內膝眼（EX–LE4）	屈膝在髕韌帶內側凹陷處。	膝腫痛。	斜刺0.5～1.0寸
5	膝眼（EX–LE5）	屈膝，在髕韌帶兩側凹陷處，在內側的稱內膝眼，在外側的稱外膝眼。	膝腫痛，腳氣。	向膝外側斜刺0.5～1.0寸
6	膽囊（EX–LE6）	正坐或側臥位，在小腿外側上部，當腓骨小頭前下方凹陷處（陽陵泉）直下2寸。	急慢性膽囊炎，膽石症，膽絞痛，膽道蛔蟲症。	直刺1.0～1.5寸
7	闌尾（EX–LE7）	正坐或仰臥屈膝，在小腿前側上部，當犢鼻下5寸，脛骨前緣旁開一橫指。	急慢性闌尾炎。	直刺1.0～1.5寸
8	內踝尖（EX–LE8）	正坐位或仰臥位，在足內側面，內踝的凸起處。	乳蛾，齒痛，小兒不語，霍亂轉筋。	禁刺；可灸

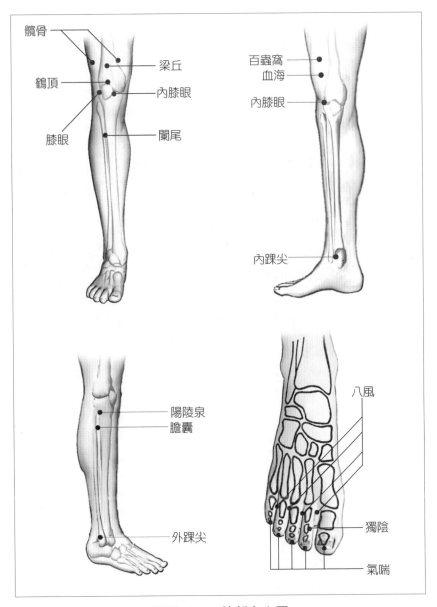

髕骨

梁丘

鶴頂

內膝眼

膝眼

闌尾

百蟲窩

血海

內膝眼

內踝尖

陽陵泉

膽囊

外踝尖

八風

獨陰

氣喘

附圖19　下肢部奇穴圖

續表

序號	名稱	定　位	主　治	操　作
9	外踝尖（EX-LE9）	正坐位或仰臥位，在足外側面，外踝的凸起處。	十趾拘急，腳外廉轉筋，腳氣。	禁刺；可灸
10	八風（EX-LE10）	正坐或仰臥位，在足背側，第1至第5趾間，趾蹼緣後方赤白肉際處，一側4穴，左右共8個穴位。	趾痛，毒蛇咬傷，足跗腫痛，腳氣。	斜刺0.5～0.8寸；或用三棱針點刺出血。
11	獨陰（EX-LE11）	仰臥位，在足第2趾的蹠側遠側趾間關節的中點。	胸脇痛，嘔吐，月經不調，疝氣。	直刺0.1～0.2寸；孕婦禁用
12	氣端（EX-LE12）	正坐或仰臥位，在足十趾尖端，距趾甲游離緣0.1寸（指寸），左右共10個穴位。	足趾麻木，足背紅腫疼痛。	直刺0.1～0.2寸

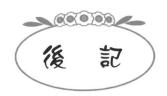

後 記

　　按摩之要在於手法，針灸之要也在於手法。

　　針灸手法繁多，然挈其要，不過提插、捻轉二法而已。

　　提插法只需注意指力均勻一致，上提下插的幅度不宜過大，一般以3～5分爲宜，頻率不宜過快，每分鐘60次左右，不要改變針刺的角度、方向和深度即可。

　　如果您需要刺激量大一些，提插的幅度加大一些，頻率加快一些。如果刺激量要小一些，提插的幅度小一些，頻率慢一些就可以了。

　　捻轉就更容易操作，針刺「到位」後即可行捻轉手法。捻轉角度大、頻率快，其刺激量就大；捻轉角度小、頻率慢，其刺激量則小。捻轉角度一般掌握在180°～360°左右即可。

　　針刺後只要定位沒有太大的偏差，一般都能「得氣」。如不能「得氣」，再用「催氣」手法。「催氣」手法繁多，而如果能掌握「循」、「彈」、「刮」、「拉」、「飛」、「顫」等手法，實際操作也就能夠得心應手了。

　　針刺後醫生用手指順著經脈的循行線路，在腧穴的上下部輕柔地循按，稱爲「循法」。此法在《針灸大成》中

有記載：「凡下針，若氣不至，用指於所屬部分經絡之路，上下左右循之，使氣血往來，上下均勻，針下自然氣至沉緊。」

針刺後醫生用手指輕彈針尾或針柄，使針體微微振動，稱爲「彈法」。《針灸問對》中說：「如氣不行，將針輕彈之，使氣速行」，指出「彈法」有催氣、行氣的作用。

針刺後未能「得氣」，醫生用拇指或食指的指腹，抵住針尾，用拇指、食指或中指指甲，由下而上頻頻刮動針柄，稱爲「刮法」。《素問・離合真邪論》中所謂「抓而下之」之法；「抓」，就是「以爪甲刮針也」。

針刺後醫生手持針柄，將針輕輕搖動，稱爲「搖法」。搖法不僅能夠流行經氣，還能夠控制經氣的流動方向。這在《針灸問對》中說得十分明白：「搖法有二，一是直立針身而搖，以加強得氣感應；二是臥倒針身而搖，使經氣向一定方向傳導。」

針刺後不「得氣」，醫生用右手拇、食兩指執持針柄，細細捻搓數次，然後張開兩指，一搓一放，反覆數次，狀如飛鳥展翅，稱爲「飛法」。正如《醫學入門》所云：「以大指次指捻針，連搓三下，如手顫之狀，謂之飛。」

針刺後醫生手持針柄，用小幅度、快頻率的提插、捻轉手法，使針身輕微震顫，稱爲「震顫法」，能促使針下得氣，增強針刺感應。

一般情況下，刮法、彈法應用於一些不宜施行大角度捻轉的腧穴；飛法應用於某些肌肉豐厚部位的腧穴；搖

法、震顫法用於較為淺表部位的腧穴。

　　針後如一時不得氣，不必急於實施上述催氣手法，部分患者只需靜候片刻即可得氣，部分患者只需將針身緩緩上提少許，再插入少許，也能得氣。如確實不能得氣，再選用以上的「催氣」手法不遲。

　　正因為針灸治病是「氣至而有效」，所以歷代針灸學家將針刺手法放在首等重要的位置。如清代針灸學家李守先生在《針灸易學》中說，學習針灸應「首學手法，次學認證，而以尋穴為末務」。

　　本書告訴您的是如何尋穴，如何選穴，似屬「末務」，然而雖為「末務」，實看病之「首要」，若不知選穴，不知尋穴，如何實施針刺？

　　如果說，尋穴顯而易知，選穴「有章可循」，那麼針刺手法就是「熟能生巧」。努力實踐，多多練習，即可「普救蒼生」，造福人類，同時又能練就「懸壺濟世」的過硬本領，您千萬不要指望在岸上能夠學會游泳！

　　一病只取一穴，將所用的穴位精簡到了極致，相信透過您的針灸實踐，一定會總結出更多、更有效的特效穴，因為「實踐出真知」，唯有實踐，才有可能發現特效穴，也唯有實踐，特效穴的「特效性」才能反覆得到驗證。

　　努力實踐吧，我期待著您！

國家圖書館出版品預行編目資料

針灸特效穴圖解／余平波 編著
──初版，──臺北市，品冠文化，2012 [民 101.10]
面；21公分─（休閒保健叢書；26）
ISBN　978-957-468-902-6（平裝附影音光碟）
1.針灸 2.經穴
413.91　　　　　　　　　　　　　　101015758

針灸特效穴圖解 (附VCD)

編 著 者／余 平 波
責任編輯／壽 亞 荷
發 行 人／蔡 孟 甫
出 版 者／品冠文化出版社
社　　址／臺北市北投區（石牌）致遠一路 2 段 12 巷 1 號
電　　話／（02）28233123，28236031，28236033
傳　　真／（02）28272069
郵政劃撥／19346241
網　　址／www.dah-jaan.com.tw
E-mail／service@dah-jaan.com.tw
登 記 證／北市建一字第 227242 號
承 印 者／傳興印刷有限公司
裝　　訂／承安裝訂有限公司
排 版 者／弘益電腦排版有限公司
授 權 者／遼寧科學技術出版社
初版 1 刷／2012 年（民 101）10 月
初版 2 刷／2015 年（民 104）5 月　　　　定價／300元

●本書若有破損、缺頁請寄回本社更換●

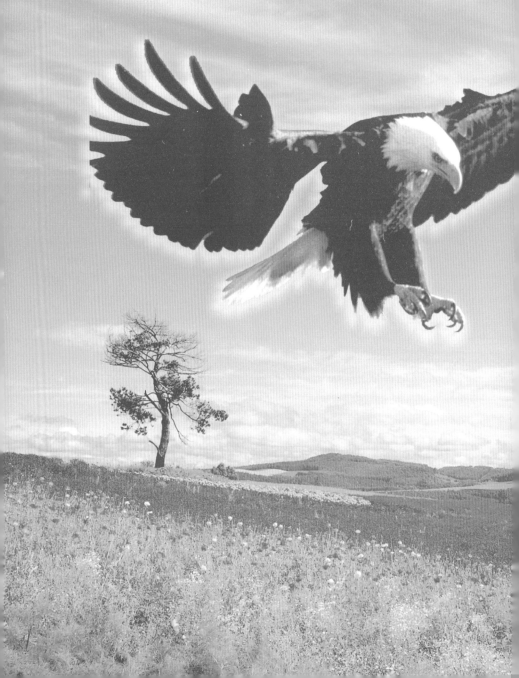

大展好書　好書大展
品嘗好書　冠群可期